看護理論のプレゼンテーションの基礎と実際

城ケ端　初子　編著

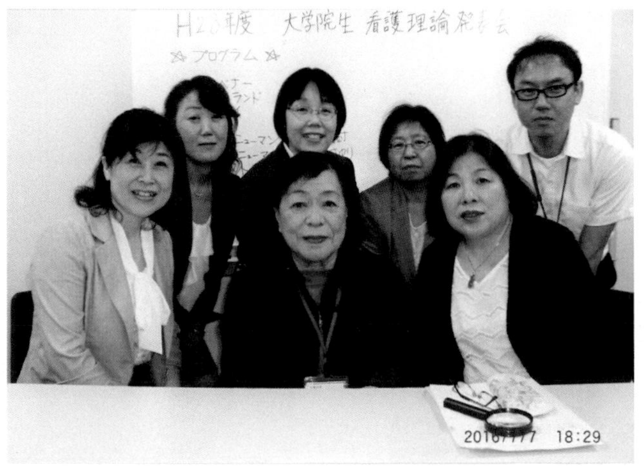

平成28年７月　第２期生、プレゼン後に全員で

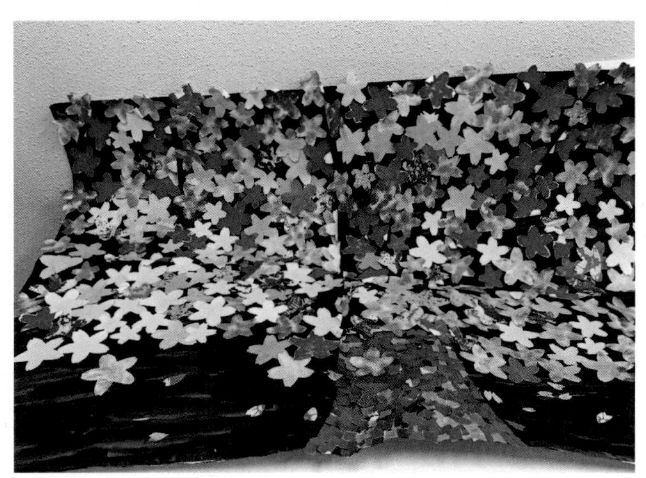

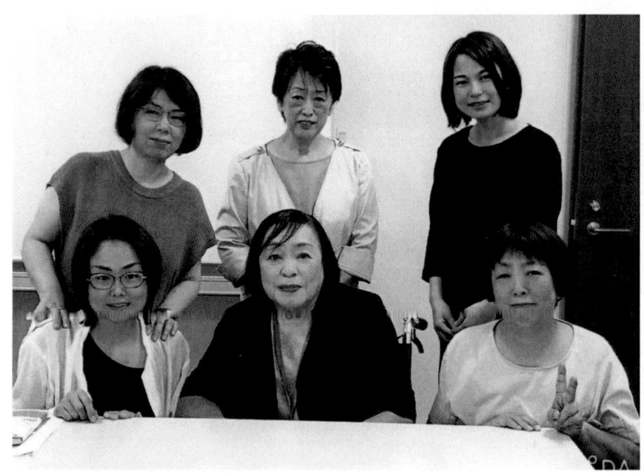

令和４年７月　第６期生、プレゼン後に全員で

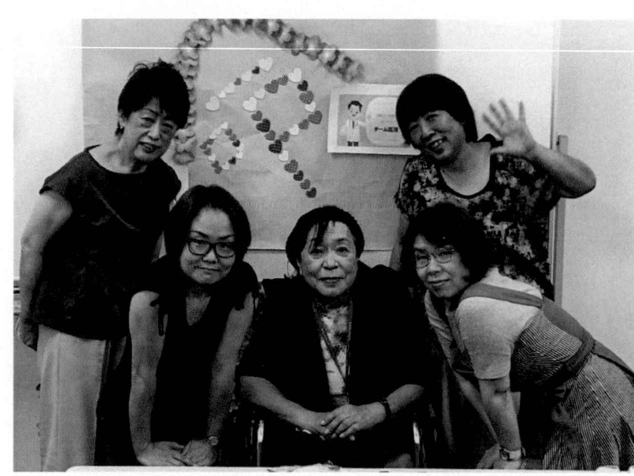

第6期生とともに

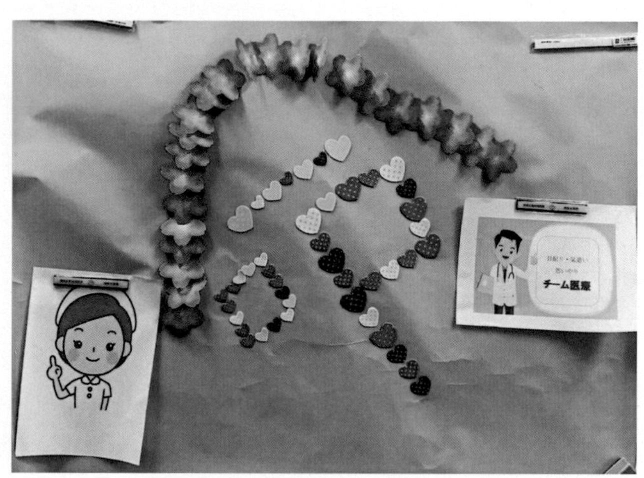

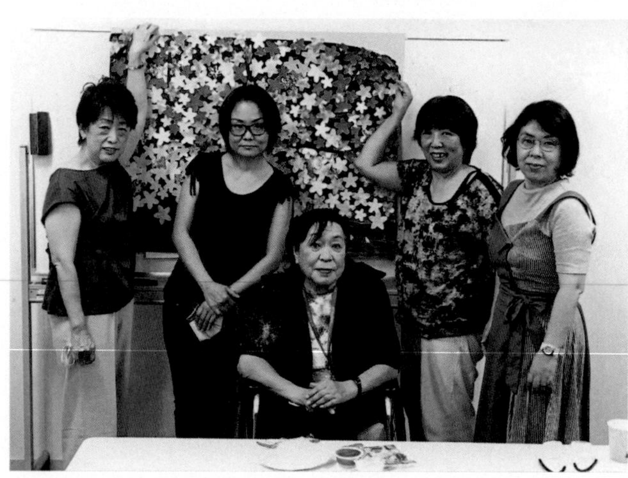

はじめに

「理論」は実践を支える大切なものであるが、難しいと敬遠されることがある。しかし、実際、日々の実践活動を振りかえると、行動（実践）は理論に裏づけられていることに気づかされる。このように「理論」と「実践」は表裏の密接な関係にあり切り離して考えることができないものである。

「看護は実践の科学である」が故に、理論は実践に生かされて初めて効果あるものになっていく訳である。この理論と実践の関係をShirkey M. Ziglerは、次にように述べている。「看護に理論を導入する目的は、看護場面に起こっている状況を記述し、説明し、予測し、その状況をよく理解できたという反応を得ることである。看護理論の目的は、理論を通して理解したものを実際の患者に応用し、クライアントの健康状態やヘルスケアを改善していくことである。このように、理論も実践もそれぞれ目的に応じて役割を果たしていくが、理論はそれだけでは実践を導くものとはならず、実践もまたそれだけでは理論を導くものとはならず、実践を導くものとしては使えない。したがって、理論をうまく実践に使用していく方法が必要となる[1)]」ものである。

聖泉大学大学院看護学研究科では、共通科目として「看護理論」（必須科目２単位、１年前期）を置いている。この科目では、看護理論とは何かを検討し、発展の過程をたどり、ナイチンゲールの看護理論をはじめ、米国で発展した看護理論やわが国で生まれた看護理論等を学んだ後、院生が選択した看護理論のプレゼンテーションを実施してきた。

本書は、このプレゼンテーションで発表された看護理論に基礎的な部分を書き加えたものである。院生の多くは、看護基礎教育課程では、ナイチンゲールやヘンダーソンの看護理論には触れたものの、卒業後臨床においては、意識的に活用することもなく臨床経験を重ねており、大学院の入学によって再度「看護理論」を学修して、その重要性や実践に理論を生かすことの必要性を再認識する貴重な機会になっている。そして、大学院修了後、看護理論を実践に生かす努力を重ねており、この大学院での学びが彼らのこれからの「看護理論」の学習や実践の原動力になることを期待するものである。

本書は５部で構成されている。

第１部　　プレゼンテーションの基礎

第２部　　プレゼンテーションの段階

第３部　　「看護理論」のプレゼンテーションの取組みの課程と発表

第４部　　「看護理論」のプレゼンテーションの実際

第５部　　私の「看護理論」のプレゼンテーション体験を語る

最後に本書の出版にあたりOMラボの大橋氏、サンライズ出版の藤本氏のご尽力を頂いた。紙面をお借りして深謝いたします。

令和５年３月

城ケ端　初子

目　次

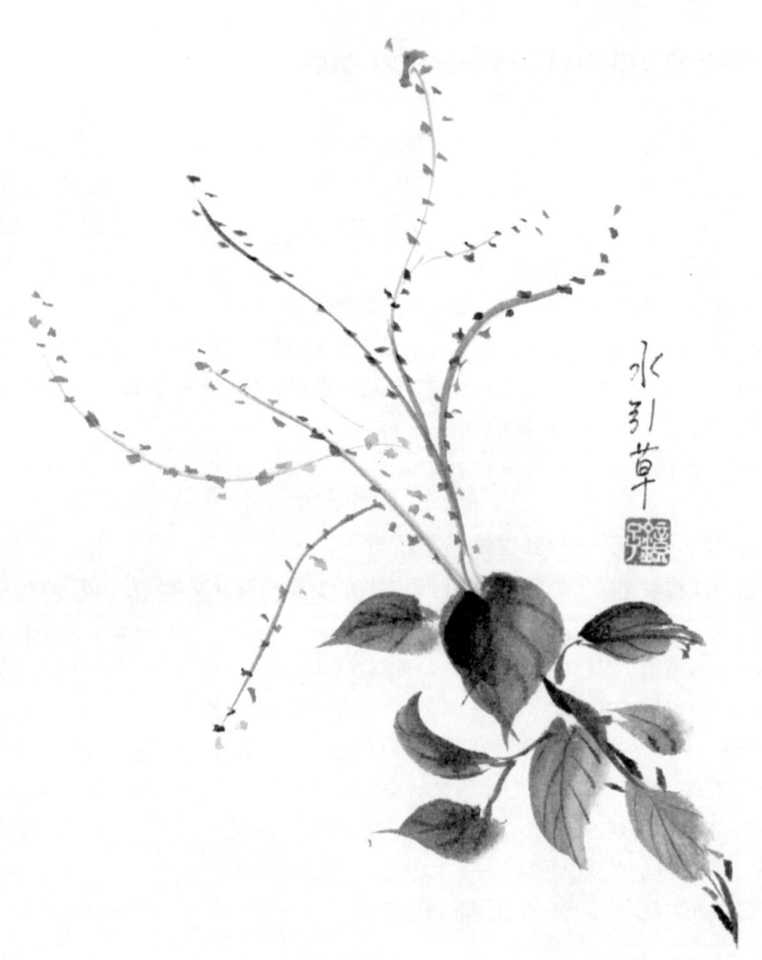
水引草

第1部

プレゼンテーション（Presentation）の基礎

第１章　看護職とプレゼンテーション（以下、プレゼンと略す）

１．看護職はプレゼンが苦手？

「看護職はプレゼンが苦手である」とか「人前で話をするのが苦手である」などとの話を聞くことがある。果たしてそうであろうか？　と疑問を持つこともある。というのも私の周囲には、人前で話すことが得意な人やプレゼンを上手に行う人が多いからである。とはいえ確かに苦手とする人もある。かつての私もその中の一人であった。

２．かって私もその中の一人であった

かって私も人前で話をすることや、プレゼンは苦手でむしろ苦痛でさえあったのである。私は子供の頃は結構活発でやんちゃであった。女子の子ども達と人形あそびをするよりも男の子達と魚つりや山野を駆け巡るのが得意で、いつも両親から“もっと女の子らしくしなさい”と注意されていたのである。そんな私であるのに、何故か多くの人前で話すことは大の苦手であった。緊張で赤面し、心臓の鼓動が周囲の人達に聞こえるのではないかと思えて話がスムーズに出来ないのであった。中学校の卒業文集の中に生徒１人１人についての話題が書かれているが、私の欄を見ると“人前に立つとやけるのが特徴である”と書かれている。「やける」とは方言で赤面するという意味である。その私が看護師になり看護教員となって、人前で立って話をすることが当たり前のような生活をしているが、そこに至るまでは大変な苦労と努力があったのである。まず、何故人前に立つと赤面するのか、その原因を探ってみた。つきつめて考えると人前に立って話す時、私は絶対に失敗したくない、自分の良いと思える所を前面に出して評価されたい、といった思いが先行していることに気づかされたからである。どうすれば良いかを考えあぐねた結果こんな考えにたどり着いた。失敗してもよいではないか、今の自分のあるだけのものを示せればよいではないか。いつでもよく評価されたいと思うことはない、たとえ失敗してもそれを取り戻せる機会は必ずあると自分に言い聞かせて、何よりも行動することにあると心に決めた。中学校を卒業して入学した准看護学校では、学生数10名の小さいクラスであった。ここでは教務主任、専任教員、寮の舎監達は生徒たちにやさしくまた厳しく対応して下さり、私の赤面する特徴をよく知って解決に向けての支援して下さったのである。人前で緊張せずに話せる機会を作って頂いて次第に私も緊張の程度が弱くなり、意識せずに話ができるようになっていったのであった。こうして、在学中の２年間は、私にとって人前で赤面せずに話すことに意識と行動が大きく変化していったのであった。後に看護師になってから院内教育委員や学生、生徒達の実習指導者を担当したり、院内研修会の講師をつとめたり、学会発表などの機会が増えていったものの、それをやりこなすことができるようになっていった。私がここで得た教訓は、苦しいことではあるが、苦手とするものの原因を究明し、対策をたてて実行に移す勇気

を持ち経験を重ねること、そして行動の度に評価とフィードバックをすることの大切さである。そのために先輩や友人のサポートを得られることも大切なポイントとなる。今では経験が自信につながっていくのであると考えている。

３．看護師にはプレゼン能力が求められている。

看護とプレゼンの間には共通するものがあることに気づかされる。

まず「看護とは、あらゆる健康レベルにあるすべての人の健康レベルの好転をめざして働きかける具体的な援助活動である」[2)]。そこには対象となる人があり、目指すもの（目的・目標）があり、相手のニーズに合わせてどのような方法を用いるのかといったことが含まれている。つまり、そこには対象論、目的論、方法論がある。

また、プレゼンもプレゼンの目的にあわせて対象のニーズにどのような方法で展開していくのかが問われてくる。プレゼンも目的論、対象論、方法論が問われるのである。両者に共通するものをあげると次のようである。

１）目指すもの（目的・目標）は何か

２）対象のニーズは何か？

３）方法が対象のニーズに合っているか？（物質や道具、機材の活用）

４）技術（スキル）の問題

５）看護あるいはプレゼンの後の評価、フィードバック（達成度の確認、不足分を次にフィードバックする）

こうして見ると「看護ができること」と「プレゼンができること」にはお互いに通じるものがあり、良い看護の実践は、良いプレゼンの実施に通じるものがあると思うのである。従って、プレゼンができることは看護職にとって必要不可欠なものであると思われる。

４．看護職が体験するプレゼンの機会は多岐[3)]にわたる。

看護職にはプレゼン能力が不可欠であると述べた。では、看護職がプレゼンする機会には、どのようなものがあるのであろうか？

まず、臨床場面を考えてみたい。患者との関係においては、

１）入院患者のオリエンテーション

２）患者の入院生活に関する指導や注意点

３）糖尿病教室やリハビリ患者の生活指導などの患者教育

４）患者への退院指導などがある。

また、病棟などで行うプレゼンには、

１）看護者間で患者に関する申し送りや情報伝達

2）病棟カンファレンスにおける患者の看護計画発表

3）病棟の各種会議

4）多職種とのカンファレンスや事例検討がある。

さらに、看護職は病院外で行なうプレゼンも多い。例えば

1）学会や研究会における発表

2）病院外の組織や病院での講演・勉強会における講師としての講義

3）看護系大学など看護教育機関における講義の講師としての参加など。

また、これ以外にも

1）看護学生の実習指導に関しての講義・説明

2）ボランティア活動に伴う報告、情報交換に関する説明などがある。

このように臨床における看護職にとっては、さまざまなプレゼンの機会があり、プレゼンなくして看護の仕事はできない程の重要性をもつものであり、看護職にこのプレゼン脳力は不可欠といわれる所以である。

5．私が体験した米国看護系大学院（修士課程）における教科目「看護理論」のプレゼンについて

私は1993（平成５）年、短大における看護教育の仕事を中断して、米国の看護系大学院（修士課程）に留学した。専攻は「看護管理学」であったものの、他の関心の１つに基礎科目である「看護理論」の授業、特にプレゼンがどのように活用されて展開されているのかを知ることであった。

当時私は、看護の短期大学で、初めて設置された教科目「看護学概論Ⅲ（看護理論）」の授業を担当していたものの、看護系大学や短期大学の多くはまだ、教科目として独立した教科目の「看護理論」を設置してなかったのである。そんな状況の中で「看護理論」をいかに学ばせるのか？　この科目の教育目標はどこに置くべきか、達成度をどうみるのか。理論学習そのものだけでもなく、臨床に活用するための具体的な方法はあるのか？　看護基礎教育課程で教えなければならない理論とは何か？　またそれはどんな理由にするのか？　等々さまざまな疑問や考えに苛まされていたのであった。

そんな時の留学である。迷わず大学院の「看護理論」の科目の履修登録をしたのであった。

当時、大学院で私が体験した「看護理論」の授業、特にプレゼンについてこのように述べている。プレゼンの概要[4)]は次のようであった。

授業は、秋学期に14回（45時間）展開された。１回目は科目オリエンテーションと導入である。その授業までに、院生はシラバスとテキスト３冊を購入して準備をする。シラバスは授業が始まるまでに読み、全体を把握しておく必要があるのである。ちなみに「看護理論」の科目

のシラバスには授業曜日と時間、教室、コースの目的とアウトライン、授業方法（講義、セミナー、ゲストスピーカー、視聴覚教材の利用）など14週間がどのような内容と方法ですすめられるか、評価はどのようになされるのか（ペーパーテスト1／3、プレゼンテーション1／3、パーティシペーション（Participation 1／3、）明示されている。ここで特徴的なことはパーティシペーションが重要視されることである。授業にどこまで参加したか、授業における貢献度はどうであるのかが見られるのである。教授の話に耳を傾け、静かにメモを取るような授業態度は０評価である。どんどん質問し、自分の意見を出していかなければ、授業に参加したとはいえないのである。

他に、シラバスにはテキスト（必読書と参考書）の提示、ペーパーを書くときの指示や評価基準（A：90～99、B：80～89、C：70～79）といった項目があげられていた。日本と違う点は、合格点は70点以上であるということである。

私の受講した「看護理論」は、14回のうち最初３回は科目担当教授が主に授業をしていた。とはいえ、授業は学生と教授によるトーク形式となる。後の11回は院生によるプレゼンテーションである。いくつかの看護理論が提示されている予定表に、どの理論を選ぶのか院生名を記入していくのである。院生は２～３人のグループになって、文献を調べて１グループ３時間のプレゼンテーションをしていくことになる。

プレゼンテーションの一週間前には担当者より資料が配布される。ファイルケースには授業のアウトラインおよびコピーされた資料が整理され、「一般システム理論」の発表について書かれていた。さらに、この授業の目的、アウトライン、学習活動、必要文献と参考文献があげられている。

アウトラインは次の５点であった。

①序章　②一般システム理論の概略　③システム理論（ジョンソン・キング・ニューマン）…a. 理論の表示　b. 批評　c. 看護実践への応用　④システム理論の応用…グループディスカッション…　a. 管理　b. 教育　c. 研究　⑤看護活動

また、必読書は７論文で32頁あり、参考文献も表示されている。これは次回の授業までに少なくとも文献を読み、自分の考えをもって出席しなければならないことを意味しているのである。このセミナーの担当院生は３名で、普段の通学ではトレーナーにジーパン姿であるが、この日ばかりは３人ともスーツを着、装っていた。教室のコーナーには飲み物やスナックやフルーツなどが準備されていた。発表者も参加者も真剣そのもので、程よい緊張感が快いのであった。

セミナーの開始で、発表者の一人が概要について説明し、３名の役割分担を紹介した。このセミナーは看護理論家の理論を自分達の実践にどのように生かすかをねらいとしていた。３名の各々の発表が終わるとグループディスカッションになった。ここではその理論の特徴を管理、教育、研究分野でどのように生かすかという応用編の討論が続いた。米国ではこの討論に参加できなければ授業に出たとはいえないので、私はあせった。しかし、私はこの授業で日本の看護教育においてキングの看護理論をいかに取り入れられるかという話題を提供できたのであった。学生は日本に対する関心も高く、この話題で討論が盛りあがり、私はうれしい思いをした。授業に参加し、貢献できたと思えたからである。

その後、休憩10分間は準備されたジュースやスナックをつまみながら学生達はあちこちで意見交換をしていた。私はプレゼンテーションを一緒にする予定のカーラとおしゃべりを楽しんだ。休憩後は、今日学んだ看護理論をゲームに取り入れ、楽しみながらまとめるという最終段階に入った。その方法は当時米国での人気クイズ番組の形式でグループの得点をきそうものであった。30分後、勝負あり。私の属するピンクグループは２位であったが、楽しみながら、その看護理論をマスターしていることに驚かされた。このセミナーでの私の学びと気づきは次のようであった[4)]。

①事前学習をしなければ。討論に入れないこと、授業に参加するためには、少なくとも配布された文献を読んで参加しなければならない。

②プレゼンテーターは、参加者ともども効果的な学習ができるように、様々な教育機器を十分に利用していること。コピーされた文献、OHPの利用、VTRの活用、その他さまざまな資料の提供の提示など。

③学習とは、教師から学生に一方的に与えられるものではないこと。討論を重ねて、お互いのもつものを十分に出し合い、互いに学び合うものであること。

④基礎理論を応用できなければ、生きたものにならないこと。応用に大きなポイントが置かれている。

⑤プレゼンテーターは、自分の発表を聞いていただく姿勢が、服装や休憩時間のあり方にまで出ていること。発表者も参加者も快い。

そして、看護理論のプレゼンテーションが終わる頃、私は共通することに気づいたのである。それは次の点である。

①ファイリングケースに入った資料とクラス授業アウトラインが作成され、各院生に１週間前に配布された。クラスアウトラインは必ず、テーマ・目的・アウトラインが書かれており、どのように授業が進行するか一目でわかるようになっている。また、当日までに目を通して欲しい最低限必要な資料（文献）は、ケースに入っており、グループの好みの色と図柄が配されていて、いかにも個性的である。

②プレゼンテーションの最後は、個人レベルでグループ評価表を用いて評価し、そのグループ

に提出することになっている。

③教授は、特別の助言の必要がない限り、ほとんど発言しない。調整役として参加者の一人として参加しているにすぎないこと。

④プレゼンテーション方式は、さまざまである。多くの教育機器と方法を駆使しての授業展開は、討論に参加する者にとって興味深く有益であった。

（城ケ端初子『バージニアの青い空』日総研出版より一部引用）

このように私の体験した米国の大学院における「看護理論」の授業で行われたプレゼンは、１）プレゼンテーターも受講者もともに事前準備を十分に行ない、プレゼンに臨むこと、２）プレゼン内容（理論）の理解で活用（応用）にむけて理論の概要の話の後に実践への応用（管理、教育、研究、看護活動）に関するディスカッションを行い、看護理論の理解を促すこと。３）さらにその看護理論をゲームに取り入れて楽しみながら一層理論の理解を深めていくことで、受講者にはその理論の基礎から応用まで身につけることができる。３時間に亘るプレゼンで受講者は種々の機器を用いた講義、ディスカッション、ゲームの活用などの方法に参画することを通して、この授業の目標（ねらい）を達成していくのでもある。その看護理論の基礎を学びどのように実践に生かすかまでを学び得るのであった。

このほかの学生達によるプレゼンも、ほとんど同様の形式で行われていた。いづれの場合も受講者に求められたのは、プレゼンに参加する自主性と積極性である。私もこのプレゼンを通して、はじめて互いに議論をたたかわすことの喜びを知ったのであった。

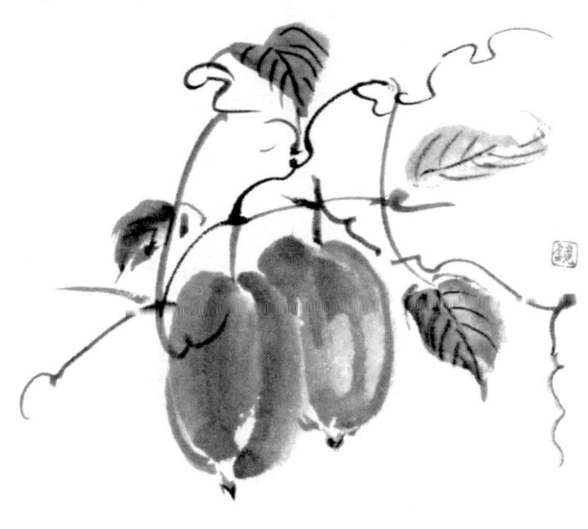

第２章　「看護理論」とプレゼンに関する学生の意識と授業展開

1．学生の「看護理論」に関する意識

本書は本学の大学院で「看護理論」の授業を担当するまでに私は３校の大学院（修士課程）での（通算15年に亘る）「看護理論」を担当してきた。いづれの大学院でも、最初の授業で「看護理論」に関する思いを聞いてきたが、次のようなことが話題に上がった。

1）初めて学んだ「看護理論」の印象が悪い

「看護理論」は、看護学を学び始めた頃に必ず学習する。その多くはナイチンゲールやヘンダーソンをはじめ、何人かの看護理論家による理論を学習する。しかし、その学習には「看護覚え書」や「看護の基本となるもの」を読み、レポートするという学習課題を学習させる例が多く、学生達にとってナイチンゲールの看護そのものの意味を知り実践（臨地実習など）に活用するというダイナミックな学習は体験できていない者が多いことである。ヘンダーソンの看護理論においても同様のことがいえる。ただ、中には臨地実習でヘンダーソンの看護理論を活用したという者もあるが、多くは患者の状況をニードに当てはめるような用い方をしたようで、看護理論の面白さも成果もあがっていないようであった。

従って、ナイチンゲールといえば「環境理論」だとか、ヘンダーソンは「ニード論」だとは誰もが言えるのであるが、その理論家は何をどのように述べているのか知らず、ましてや看護実践にどのように活用するのかは、ほとんど理解できていないことが多いのである。これでは学生達が看護理論に関心をもつことは難しく、実践への活用など考えることもできない状況になり「理論は難しい」や苦手といった発想につながりかねないと思われる。

この状況は特定の学校や病院のことをいっているのではない。私は「看護理論」を大学院や大学、看護学校および臨床、教員養成講習会から臨地実習指導者講習会とあらゆる所の非常勤講師をしてきたが、どこでも同様の状況にあり、こうした現象があることを残念に思っている一人なのである。

これらは、はじめて看護理論を学習する時のそのあり方に問題の一部があるのではないかと私は考えている。

せめてはじめて「看護理論」を学ぶ学生に関心がもてるような教育方法を工夫することで、理論に対する苦手意識の改善を図りたいものであると思っている。

2）「看護理論」を学ぶきっかけの不足

看護学生時代に改めてヘンダーソンの「看護理論」を読み直した私の体験に潜むものを述べた

い。

ナイチンゲールとヘンダーソンの看護理論についての学習形式と内容は、私も学生達と同様であった。ナイチンゲールの看護論の主要な部分、つまり「看護とは生命力の消耗を最少にするようにその人の生活過程をととのえる」ということを、「小児看護学」の非常勤講師は、「つまり看護は患者を安静にするということです」と述べた。後で知ったのは、もっとダイナミックな意味だったのである。ヘンダーソンの看護論も「看護の基本となるもの」の小冊子を自分で読み学習するというものであった。何の関心も湧かなかった。

しかし、教員から臨地実習では、ヘンダーソンの理論で展開すると聞いて慌てた。理論そのものも理解できていない上に、それを活用して実習展開する等は考えることも出来なかったからである。それからは何度も、何度も読んでようやく人間はニードをもっていること、そのニードが満たされない時、看護師が補うのであること。また、看護には、医師とは全く異なる独自の機能があるということに気づかされ、看護理論そのものを学び続ける勇気をもらったのであった。臨地実習では、教師達も試み段階ではあったが、ヘンダーソンの看護論に添った展開で理論は実践に活用できるものであることを学びとったのであった。その頃の私にとっては、ヘンダーソンの看護論は看護の指標となり、看護の実践を誇りに思えるものになった。その後も、ヘンダーソンの看護論は私の中で生き続け、10数年後、米国でヘンダーソン女史にお会いできた時の喜びは大きなものがあった。看護理論を自分で学びとり、臨地実習に活用でき、卒業後も臨床で使いながら仕事を続けられた体験があればこそ、私は「看護理論」に関する関心をもち続けることができたのである。通り一遍ではなく、何かにこだわり自分で読み直すようなきっかけが必要であると思った。教える者が、そのようなきっかけを作ることも学生達が「看護理論」を学ぶ糸口になるのではないかと思っている。

3）「看護理論」は難しい、活用しにくいとの思い込み

「看護理論」の授業の初めに学生に「看護理論」に関するイメージをたずねると、２つのグループに分かれる。

圧倒的に多いのは明らかに「難しい、活用しにくい」グループと少数派であるが「有用である」とするグループである。

しかし「難しい、活用しにくい」という人たちの意見をよく聞いてみると、最初から理論は難解であるという思い込みがあるために、その理論の読みや内容の掌握が十分にできず、専門用語がピタリとこない等から学ぶこと自体を放棄してしまっていることが多いようであった。

また、理論の有用性派の人達は、何らかのきっかけがあって理論を学び始め、さらに就業施設が「看護理論」を用いて看護を実践していたことから、難しい、活用しにくい等と思う間もなく自然に「看護理論」を活用していたという人が多かったのである。

この状況はいったい何を意味しているのであろうか？

「看護理論」は難しいといった先入観がその人の理論学習を大きく阻んでいるということである。「看護理論」との最初の出合いと学びから看護師として仕事をするようになってからもずっとこの感情を引きずっている人が多くみられるので、結局、多くの人達は「看護理論」と良い出合いができていないようである。

しかし、「看護理論」との出合いが良いにせよ、悪いにせよ、その後、何らかの理論との出合いの機会があれば、(例えば、大学院に入学して「看護理論」に出合うなど) 理論が面白く有用であることに転換できることも私は学生を通して体験しているのである。実際、最初から「看護理論」の有用性を知って活用したわけではなく、あるきっかけから理論の学習を始め現在も活用しているという看護師が、「看護理論」といかに出合い学び、活用してきたか、その体験をまとめた著作もある。(城ケ端初子編「看護理論と私Part 1 [5]・2 [6]」久美出版、2006, 2007)。

そうなると、「看護理論」の理解を促すためには卒業後臨床にあっても「看護理論」との再出合いの機会を作り、「看護理論」を楽しく学び、有用性を体得できるように指導することが必要であると思うようになった。「看護理論」の面白さや楽しさ、その理論の特徴、意味するものを体得できるように解説し、理論に対する苦手意識を軽減できるようなかかわりが必要である。

何故「看護理論」の必要性を強調するかといえば、臨床の場で実践されている看護の質を、科学的な「看護理論」を用いることによってさらに高めることができると考えているからである。このことはすでに臨床の場で確かめられている事実でもある。というのも理論と実践は密接につながっており、不可分な関係にあるからである。

4）これまで身につけてきた臨床知を言語化できない

多くの看護職は、臨床経験を重ねる意味を問い続けてきた。臨床は、さまざまな問題を捉えている。しかし、反面多くの学びを提供してくれている。ただ、看護職には臨床の知が言語化できないことへの悩みも大きなものがある。看護職が、自信をもって看護の仕事を続けるためには、看護職が何をよい看護であると考えて、仕事を続けているのか言語化する必要がある。これまでの臨床経験の中で心に残る患者とのかかわりの場面を、そのままにしないで言葉や文章に表現し、他者に伝えていく機会を作っていけることを期待するものである。

2．学生のプレゼンに関する意識

1）プレゼンに関する基礎知識の不足。

学生達の多くは、看護基礎教育課程でプレゼンに関する講義などは受けていない。また、学生時代に殆どの学生が体験しているプレゼンは受持患者の事例報告であった。この事例報告もほとんどは簡単な方法に関する説明を受けて、先輩などの報告を参考にしてまとめているということであった。従って、プレゼンの目的や意義、プレゼンをするための概念図（設計図）を描いていくこと、さらにプレゼンに用いる媒体の作成なども分かっていないことが多い。もちろん、聴き手のニードに対して限られた時間内でどのようにコミュニケーションの方法を駆使しながらアプローチするのか、最後の評価やフィードバックを次回のプレゼンにどのように活かすか、などまで考えが至らない状況でプレゼンしていることが多い傾向にあるのである。これでは聴き手のニードに合ったプレゼンなど存在しないことは明白である。もちろん、これは学生時代にプレゼンに関する基礎的な学習をしないまま卒業し、臨床にあっても個人的な努力をしていない看護職の例であって、誰もがそうであるという訳ではない。卒業後、必要にせまられ個人的にプレゼンの学習を重ね、機会を多く持ってプレゼンを成功させている人達も多いのである。

ただ、私は、看護基礎教育課程でプレゼンの基礎知識を学び得るように必要時間を設定すべきであり、たとえ事例研究の機会しか持てないとしても、事例研究の方法論はきちんと学び内容を把握した上で取り組めるようにしたいと考えるのである。蛇足であるが私が米国の大学院に留学した折、日本の看護学校で「看護研究」の科目の履修時間が足りないことで看護学部で「看護研究」の科目の単位を修得するすることが条件づけられたのである。確かに、私が看護学校で学んだ頃、「看護研究」の科目はなかったし、研究の体験は受持患者の事例研究の発表でしかなかったのである。50年前のことではあるが。

2）プレゼンの機会が少ない。

学生のプレゼンに関する考えを聞くと、基礎知識の次にあげられるのはプレゼンの機会が少ないことである。このことから学生達はプレゼンにはどのようなものであるか等の考えがバラついていることが分かった。

一般的に学会や研修会における発表や講義程度の内容と捉えていることも分かった。多岐にわたる看護職のプレゼンに関する講義を授業の中に取り込んで、学生の理解を深める必要があることを痛感した。学生のプレゼンに関する意識を高められる授業方法を検討し、実施していきたいと考えている。

3）プレゼンの具体的な方法論が分からない

聴き手のニーズに添ってプレゼンすることは分かるものの、より理解を深めるためにどのような媒体を選べばよいのか分からないという者が多かった。学会等では研究発表のために用いられる媒体が決められているが、講演会や研修会、学習会の講師を依頼された時などでは媒体選びもしなければならなくなる。現在よく用いられるのはパワーポイントである。本学の「看護理論」のプレゼンには、全員パワーポイントを活用するようにしている。このほかには、スライド、ポスター、OHPなどがある。どの媒体が適切であるか、プレゼンの状況や聴き手などによっても異なるので、会場の状況や環境の確認も必要になってくるので、最適な方法を選択することが大切である。

3．プレゼンを活用した「看護理論」の授業展開

本学では各授業科目ごとにシラバス（授業計画）がついている。

シラバスは、学生自身が主体的に学習に取り組めるように考えられた内容なのである。従って、シラバスを読むと学生は、講義の目的や内容、注意点などの理解の上に、効果的で学生の知的活動と触発を高めることにつながるのである。

また、シラバスは教員と学生とのコミュニケーションの場にもなる訳である。

本学大学院（修士課程）における共通科目の１つである「看護理論」の授業展開について述べたい。(2022年度、授業計画（シラバス）から[7)])

担当年次単位　　１年次前期　　２単位必修　　２コマ×14回　(30時間)

１コマ×１回

教科目に関しては次のようにあげている

ディプロマ・ポリシー	基礎となる単位を修得し、広い視野に立って基礎知識を深め、実践力、マネジメント力、教育力、研究能力を身につけた者及び修士論文についての研究成果の審査及び最終試験に合格した者に修士（看護学）の単位を授与します。
授業のねらい	看護理論は看護実践の基礎となる重要な部分である。しかし、臨床では敬遠される傾向にある。 この状況から本科目では、自己の看護実践を振りかえり、自己の看護観を見つめ直すことから始める。 さらに、国内外の主な看護理論を把握し、実践における活用方法を探求することを授業のねらいとする。
授業の概要	国内外における看護理論や関連する理論の概要を学び、また、理論と看護現象との関係について把握し、これからの理論の発展や理論構築方法について探求する。看護理論の概念と発展過程をふまえ、国内外の代表的な理論家による理論について概観する。さらに、現在活用されている理論を把握し、プレゼンテーションできる力を養う

授業の到達目標	１．看護の変遷を通して看護理論の発展過程を説明できる。 ２．国外の看護理論家の理論を探求し、全体像を把握できる。 ３．国内の看護理論家の理論を探求し、全体像を把握できる。 ４．プレゼンテーションが実施できる。 ５．看護理論構築の方法を知る。

授業内容

第１段階は、

「看護理論」とは何か。看護理論の発展過程に関してディスカッションを含めての講義を行う（２コマ、４時間）

第２段階は、

看護理論の基礎におけるナイチンゲールの看護理論の講義の実施（２コマ、４時間）

第３段階は、

米国、英国、日本で発展した看護理論について学ぶ。（８コマ、16時間）

・米国で発展した看護理論

ヴァージニア・ヘンダーソン（ニード論）

ジョイス・トラベルビー（人間関係論）

シスター・カリスタ・ロイ（システム論）

マデリンH．レイニンガー（ケア・ケアリング論）

・英国の看護理論

ローパー・ローガン・ティアニー看護理論

・日本の看護理論

薄井　坦子（科学的看護論）

第４段階は、

プレゼンテーション（自己の選択した看護理論をまとめ発表）の実施（２コマ、４時間）

第５段階は

看護理論構築の試み、まとめを行なう。（１コマ、２時間）

尚、この科目の授業外学習や課題等のフィードバックの方法については次のような点をあげている。

・授業では各看護理論についてディスカッションの方法を多く取り入れているので、事前に準備して授業に参加する。

・授業では自己の看護観を振りかえることを基礎にして各々の看護理論を学習するので、看護観の修正、確認の機会にしてほしい。

・授業には積極的に参加してほしい。

<その他>授業については、事前・事後課題およびレポートを指示する。

事前課題・事後課題を合わせ、30時間の授業外学習を必要とする。

・授業外学習時間は、予備および復習時間30時間、課題レポート、最終レポート30時間を予定している。

さらに、担当教員からのメッセージとして次の点をあげている。

看護理論は実践に移してはじめて意味のあるものになる。そこで自己の看護実践を見直し看護理論に繋げるための方法を検討し、理論活用の努力を続けてほしい。

この授業の中で、プレゼンテーションの授業形態を入れたのには理由があった。既に第1章の3で述べたように看護実践能力に通じるものがあると思われること、「看護理論」の理解促進、さらに、「看護理論」を実践に生かせる方向付けをするため等である。このようなことから看護職にとって、プレゼン能力は不可欠であるという前提に立って、プレゼン能力の育成をめざして、各自で選択した看護理論をまとめてプレゼンすることにしたのである。従って、この科目の評価については、課題レポート20%、最終レポート20%、授業への参加度20%とした上で、プレゼンは40%と高い評価としている。因みに授業への参加度も20%としているのは、ディスカッションや質疑など主体的に授業に参画することを期待しているのである。

また、プレゼンに関する説明は授業の初回時間のオリエンテーション時に行なわれた。学生一人が看護理論の責任を持ってプレゼンするためには、その理論からの気づき、考え、発表し、その後も振りかえり確認や修正できる力の育成が重要であると思うからである。

こうして学生にとっての8年間の大学院の「看護理論」の受講者は51名（科目履修者を含む）がプレゼンした看護理論家と理論は次のようであった。

パトリシア・ベナー　5名、 シスター・カリスタ・ロイ　5名

ヒルデガードE．ペプロウ　4名、 アーネスティン・ウィーデンバック　4名、

ドロセアE・オレム　3名であった。他はバラついていた。

第３章　プレゼンテーションとは何か？

１．プレゼンとは

ここであらためてプレゼンとは何かを考えてみたい。

最近、企業の説明会や学会などの研究発表あるいは多くの人を対象とした講演会など、「プレゼン」という言葉がよく使われるようになってきた。この言葉は従来一般的に「発表」や「説明」あるいは「提案」などと使ってきたが、最近はプレゼンテーションを略して主として「プレゼン」と言われることが多いようである。

もともと「プレゼン」はプレゼント（Present）関連の言葉であった。プレゼンは「儀礼的な意味あるいは正式な手続きを経た格式ばったもの、礼儀正しいものという意味である」[8)]（古閑博美ら、1999）

確かに「プレゼン」が「プレゼント」の語源であるならば、例えば相手の誕生日に何かをプレゼントしたいと思った場合、、相手が欲しいと思っているものを贈ると思われる。「プレゼン」も相手のニーズに合わせて内容を発信することになる。これは「プレゼン」と同様の意味である。このように考えると「プレゼン」には目的があり、同時に聴き手にも目的があるわけで、プレゼンターにとってもこの目的が達成できれば、プレゼンの成功につながるのである。もちろん、聴き手の目的達成でもある。

「このように「プレゼン」は、聴き手に対するプレゼントでもあると考えることができる。辞書を引くと、①「贈呈」「拝受」、②（公式の）贈り物、造物（公式の）紹介、披露、
④提示、表現　（新英和大辞典、第５版、研究社）などと書かれている。こうしてみると、「プレゼンには、公式かつ意図的な目的があると読み取れる」（古閑博美ら、1998）ものである。また、プレゼンの定義について次のように述べている」（古閑博美ら、1998）

１）口頭による言語のメッセージが主体の目的意識ある説得的コミュニケーション（金子昭）

２）ビジネス上の説明・説得（澤谷一夫、北山国夫）

３）コントロールされたヒューマン・コミュニケーション（David Woods 集）

４）身体表現をともなう言語表現　（古閑博美）」[9)]

このようにプレゼンには、目的があり、この目的に達成できたかどうかが問われるのである。求められている結果を出すためには、聴き手のニーズを知り、目的をしっかり捉えてプレゼンの方法を考えることである。

２．プレゼンの目的・意義

プレゼンは、聴き手に的確な情報を伝達するとともに、聴き手にむけて目的をもって、言葉や資

料を提示し働きかける行為である。「看護理論」の授業で行うプレゼンを例にとるならば、学生達を相手に自分の選んだ看護理論に関する情報を正確に伝えるとともに「その看護理論が理解でき実践に生かせる方策を説明できる」の目的で、資料やパワーポイントを活用しながら、自分の説明に聴き手の関心を引き込んでいくことである。

そのように考えると、プレゼンの目的は、自分の伝えたい情報を限られた時間の中で聴き手に正確に伝達するように働きかける行為であるということができる。

また、プレゼンの意義については、どのような種類のものであるかによって、さまざまに考えることができる。例えば、学会発表であれば臨床や教育の場における研究を発表することを通して、研究の発展につなげられることや、学会の発展にも貢献することにもなる。

今回の「看護理論」の授業におけるプレゼンでの意義は

1）自分が選んだ「看護理論」に関する情報を提供し理解を促す。

2）自分が選んだ「看護理論」を実践に生かせる方向付けができる。

3）その看護理論に対する評価・フィードバックができる。

4）効果的なプレゼンの方法論と、うまくいかなかった例の問題点を学ぶことができる。

3．プレゼンの構成員と役割[10)]

看護学会や授業の一環としてのプレゼンの場合を想定してプレゼンの構成員と役割について述べたい。

学会や授業の場合は、プレゼンター、聴き手、司会者（座長）の三者となる。

1）プレゼンターの役割

・伝えたい情報を正確に伝達する。

・発表は聴き手が理解できる形式と内容で行なう。

・聴き手が前向きに聞く姿勢で参加できるような姿勢で話す。

2）司会者（座長）の役割

・プレゼンの実施前に計画・準備および必要事項の連絡など行なう。

・発表時の司会（議長）・進行をする。

・発表後の質疑応答の調整とまとめをする。

3）聴き手の役割

・プレゼンのテーマについて事前に学習して参加する。また、このプレゼンで知りたいものは何かを明確にして参加する。

・質問や意見を積極的に述べ、討論に参加する。（姿勢）

４．プレゼンテーションとコミュニケーション

１）コミュニケーションとは

「コミュニケーション」の言葉は、さまざまな場面で広範囲に使われている。広辞苑では「①．社会生活を営む人間の間に行なわれる知覚・感情・思考の伝達。言語・文字・その他視覚・聴覚に訴える各種のものを媒介とする。②．㋐動物個体間での、身振りや音・声・匂いなどによる情報の伝達。㋑細胞間の物質の伝達または移動。細胞間コミュニケーション」[11]とある。

日頃、私達は意識するかしないかに限らず、何らかの方法や手段を使って他者とのコミュニケーションを成立させている。

コミュニケーションとは、情報伝達によって内容や意味を話し手と聴き手の間で共有し合うことである。つまり、話し手と聴き手の間の言葉のやり取りを示しているのである。これは人間同士の働きであり、内容が肯定的であれ否定的であれ、お互いに成果を出しているものである。

また、コミュニケーションには、表現手段によって言語的コミュニケーション（Verbal Communication ）と非言語的コミュニケーション（Non-Verbal Communication ）がある。

言語的コミュニケーションには、音声によるものと文字によるものがある。

非言語的コミュニケーションには、身振り、表情、動作などから音楽や図形など、さまざまなものがある。

２）コミュニケーションの分類[12]

コミュニケーションは、話し手と聴き手の間で進行するものであることから、伝達方法の手段によって分類できる。

（１）言語・非言語による（話し言葉、書き言葉、身体観察など）

（２）口頭・文書による。（直接、間接的に）

（３）直接。間接による。（対面、物品の存在）

これらのことを活用して人間関係や行動を発展させるためには、コミュニケーションは必要不可欠な手段なのである。ここでプレゼンの目的を再度確認しておきたいと思う。

自分の伝えたい情報を聴き手のニーズにあわせて正確に伝えることであり、ジェスチャーなどの身体による表現をも混じえて行なうことである。

特に、大学院の授業などで行なうプレゼンは「口頭による意見の発表が不可欠とされる。課題を通して国語の４機能（読む・書く・聞く・話す）と自己表現を高めることを主眼としている」[13]）（古閑博美、1999）と述べている。そして、これは、言語的・非言語的コミュニケーション能力の向上を目指すものである。

私達がこの度、授業の一環として行なっている「看護理論」のプレゼンは、学生が選択した看護理論を聴き手の学生達に適切に伝えるだけではなく、プレゼンの体験をとおして自己表現を高める

ための訓練の場でもあるのである。このような体験は、１回のプレゼンの終了毎に自己評価し、次回にむけてフィードバックしていくことを含めて、回数を重ねる必要性も痛感している。どのような形で継続するかが今後の課題である。

最後にプレゼンでは、自分の伝えた情報を正確に聴き手に伝達することではあるが、両者間のコミュニケーションが円滑に行われることが重要なことになる。話し手は､言語的･非言語的なコミュニケーションを駆使して、聴き手に内容の理解を促すようにすることも重要な役割なのである。

文献

1）S.M.ジーグラー著、竹尾惠子監訳『理論に基づく看護実践ー心理学社会学理論の応用ー』医学書院，2002, P2

2）城ケ端初子編著：看護継続教育論，久美出版，2016

3）同上２）

4）城ケ端初子：バージニアの青い空ーアメリカ看護留学記，日総研出版，1996

5）城ケ端初子編著：看護理論と私Part1，久美出版，2006

6）同上５）Part2，久美出版，2007

7）2022年度　聖泉大学大学院履修要項，P43

8）古閑博美，倉田安里，金子章子：日本語会話表現法とプレゼンテーション　学文社，P86

9）　同上８）

10）早川和生編：ナースのためのプレゼンテーション技法，医学書院，P10

11）同上８）P122

12）同上８）P123

13）齊藤裕之、佐藤健一：医療者のための伝わるプレゼンテーション，医学書院，2010

14）同上13）

15）海保博之編著：説明と説得のためのプレゼンテーション，共立出版，2006

第2部

プレゼンテーションの段階

第１章　プレゼンテーションの全体的な枠組み

もし、看護師長であるあなたが、院内教育の一環としての研修会で講師を依頼されたとしたら、あなたはまず何から考えを組み立てていくであろうか？　まず、研修会の目的、内容、指定時間数など大づかみなことを知りたいと動くであろう。次いで、対象は誰で、卒業後何年の人達なのか、その人数は何名なのか。さらには、その研修会が開催される場所や活用できる機材などを知りたいと思うのであろう。

このように私達が研修会の講師を引き受けるためには、その依頼された内容の枠組み（作業プロセス）を考え計画を立てる必要が出てくるのである。これはよく言われる５Ｗ１Ｈの必要性である。

When（いつ）、Where（どこで）、Who（誰が）、Why（なぜ）、How（どのように）の頭文字をとったもので、いつ、どこで、誰が、何を、なぜ行なうか、どのように行なうかという発表の構成をすることが基本的に重要である。

この研修会の講師を引き受ける時、同様なステップを踏むものにプレゼンがある。プレゼンの時も、まず、枠組み（作業プレゼン）を立て、全体図を描いた上で取り組むことである。効果的なプレゼンをするために、はじめに綿密な計画を立てることである。この枠組みに添ってプレゼンの計画を組み立てることで時間的ロスも少なく、強く確かな力になっていくものと思われる。

そこで以下に枠組みのステップについて述べる。

第１段階　プレゼンの全体的枠組み（作業プロセス）を検討する。

第２段階　プレゼンの目的を明確化する

１．プレゼンの目的を明確化する

２．プレゼンの設計図を描く

３．プレゼンの媒体を選択する

４．プレゼンを実施する

５．プレゼンの評価・フィードバックをする

以上のようなステップを確実に踏むことにより、短い時間で、効率の良い一定の質を保ったプレゼンができるものである。

第２章　プレゼンテーションの目的の明確化

プレゼンを企画する時、まず目的を明確にすることである。目的がなければ、例えば目的地のない航海をするに等しい。プレゼンも同様のことがいえる。目的もなしにいきなりプレゼンを行なうということは、聴き手のニーズとは無関係に、ただ漠然とした内容になる。プレゼン自体が成立しないばかりか成功などはあり得ないのが分かる。ここで必要なことは、その「看護理論」に関するプレゼンの目的の明確化である。従って、このプレゼンの目的は、このプレゼンの後、聴き手に○○看護理論の概要を説明でき、その理論を看護実践にどのように生かせるか説明できることである。

このようにプレゼンの中に、この目的が組み込まれていて、プレゼンターと聴き手が目的を共有したものになる必要があり、そうなった時にこそ、初めて目的が達成されたといえるのではなかろうか。

また、プレゼンの目的を達成するために具体的な目標が必要である。「看護理論」のプレゼンの目標を次にあげた。

目標

1．その理論が発展した国の時代背景が説明できる。

2．その看護理論家の業績や歩みを説明できる

3．その理論の全体像が説明できる。

4．その看護理論を実践に活用できる方法を説明できる（事前展開を含む）

この目標は、「看護理論」のプレゼンの後、聴き手が各々に説明できることを目指したものである。米国の大学院の「看護理論」の授業後に評価の１つとして行なわれていた方法論も含めて、こうした確認すべく、方法を今後も検討していきたいと考えている。

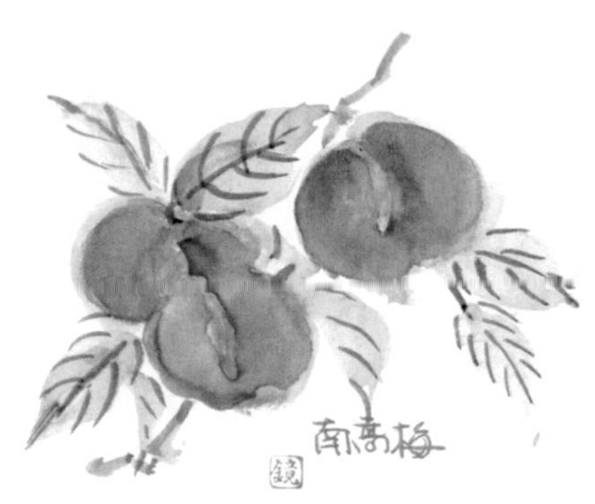

第３章　プレゼンテーションの設計図の描写

プレゼンの目的が設定されたならば、そのプレゼンの目的を達成するために、プレゼンの設計図（目的に向かって計画の立案・設計）をする段階になる。

ここでは、プレゼンの設計について述べておく

プレゼンの過程の中で、設計図があるということは極めて大切なことである。例えば、設計図もなしに家を建築することはあり得ないように、設計図があってこそ成功への道を歩けることにつながるのである。このように設計図には、まず大枠の構成を設定し、さらに基礎的な構成要素を考えていくことである。

この大枠を斉藤裕之らは、３部構成を勧めている。[13]

「プレゼンテーションの３部構成とそれぞれの役割

①. Opening／Introduction（導入）…プレゼンテーションの目的を伝え、聴き手を盛り上げる役割。

②. Body（本体）…目的を達成するための情報やデータを提示し、プレゼンテーション全体に説得力を持たせる役割。

③. Conclusion（結び）…目的が達成できたか確認し、終わりを伝える役割。」

この３部構成で「看護理論」のプレゼンを考えてみると次のようになる。

（１）Intro（導入）

・まずプレゼンの目的を伝える。

例）　今日のプレゼンの目的は、○○看護理論を理解し実践に活用できる方法を説明できることである。

・聴き手の期待を盛り上げる努力をする。

・質問は最後にまとめて聞くことを話す。

（２）Body（本体）

・発表された国の時代背景を知らせる。

・その看護理論家の業績と歩んだ道について知らせる。

・その看護理論の概要とポイントを示す。

・体験した事例の紹介を盛りこむ。

・この看護理論の今日の方向性と課題について話す。

（３）Conclusion（結論）

・再度プレゼンの目的を提示する。

・今日のプレゼンのポイントをまとめて話す。

・終りの言葉を述べる。

例）以上で私の○○理論のプレゼンを終了します。

ご清聴有難うございました。

導入部分ではプレゼンの目的を強調して伝え、聴き手の関心、期待を盛り上げるようにすること、これから行うプレゼンの約束事を聴き手に示すことも導入部分で伝えたい情報である。これはプレゼンターと聴き手の間における一種の約束事ともいえるものである。

約束事というのは、プレゼンの所要時間、質問は終了時にまとめて受けること等、を伝えることによってプレゼンターは、タイムマネジメントをすることが可能になり、聴き手も、タイムマネジメントができる上に質問は終了時にまとめてできることを知り安心して、プレゼンに集中することができるようになるのである。

Body（本体）の部分では、プレゼンの説得力を持たせる重要な部分である。そのためにここで再度プレゼンの目的を示し、印象づけをしつつ目的の振り返りを行なう。この時、パワーポイントで示す内容は、例えば○○理論のポイントなど簡潔に提示することで効果をあげることができる。

Conclusion（結論）の部分では、プレゼンターが伝えたかった内容を改めて提示するなど、プレゼン全体をまとめていく。最後には、一定時間、ともに○○理論について学んできた聴き手にしっかりと終りの言葉を述べたい。この言葉は、聴き手に対するねぎらいや、感謝の言葉であり、プレゼンター自身にとっても労いプレゼンの終了を伝えることにもなるのである。

プレゼンの媒体選びも考えたい。プレゼンにはスライド、ポスター、パワーポイント等、目的に合わせて行われる。ただ、この選択にはさまざまな条件によって検討する必要もでてくる。まずは、その会場でその媒体が使用できるかどうかという物理的な環境条件を考えなければならない。また、受講者はどんな人達であるのか、人数等によっても異なってくる。これらが可能になって、初めて媒体選びが行なえることになる。

私達が行なう「看護理論」のプレゼンでは、手元資料とパワーポイントを用いて行うことにしている。どの媒体が効果的であるかどうかは、プレゼンの状況によっても異なるが、状況に合わせて最適な方法を選択できるようにしたいものである。

第４章　プレゼンテーションの媒体を選択する

後藤　直樹

１．プレゼンテーションに活用する媒体について

看護理論を学ぶ中で、様々な理論家の看護理論について触れていく。そして、１人の理論家の看護理論について深く学ぶ機会にもなるのではないか。そのような学びは、他者に向けて成果として発表することで、さらに自分自身の学びが深まることや、相手に伝えることで自分自身の自信につながる。また、看護理論は日本看護協会の主催する研修会や、大学院での看護理論の授業などで学ぶのではないだろうか。その際に、個人や、グループでプレゼンテーションを行う機会があると考える。そこで、ここでは看護理論のプレゼンテーションに向けて、プレゼンテーションの際に用いる視覚資料の種類に触れ、マイクロソフト・パワーポイントを用いた視覚資料の作成方法について説明したい。

１　プレゼンテーションに用いる視覚資料の種類

プレゼンテーションを行う場合、口述することが多いのではないか。最近では、プレゼンテーションに視覚資料を用いて行うことが多く、口述のみでのプレゼンテーションは見られなくなったように感じる。

みなさんは、「メラビアンの法則」という言葉を聞いたことがあるでしょうか。人に情報が伝わるとき、視覚（ビジュアル）、聴覚（音声）、言語（文字）の３つの要素があり、それぞれの伝わる頻度を数値化したものが「メラビアンの法則」と言われているものである。人に情報が伝わるとき、視覚（ビジュアル）では55%、聴覚（音声）では38%、言語（文字）では７%しか伝わらないという結果が出ている[1)]。したがって、言語（文字）や聴覚（音声）での説明に加え、視覚（ビジュアル）資料を用いると受け手に伝わる効果的なプレゼンテーションができるのではないだろうか。

プレゼンテーションの視覚（ビジュアル）資料には、配布資料、ポスター（模造紙）、マイクロソフト・パワーポイント、アップル・キーノートといったプレゼンテーションソフトなど様々な種類がある。まず、それぞれの利点、欠点など、視覚資料の特徴について下記に説明する。

１）配布資料

配布資料はパソコンでの文書作成や手書きなど、様々な方法がある。配布資料があると、すべての聞き手に視覚情報が伝わるといった利点があると考える。しかし、資料の内容によっては伝わらないことや、白黒印刷などにより色による印象がつけにくくなること、聞き手が配布資料に集中し、聴覚による説明が入らない可能性が考えられる。また、書画カメラなどを用いて配布資

料をスクリーンに投影すれば、カラーで投影することも可能であり、聞き手がスクリーンや発表者を見て、発表内容を聞くことができると考える。

２）ポスター（模造紙）

パソコンで作成した資料を拡大して壁に掲示する方法や、模造紙に手書きで文字や図などで示し掲示する方法である。文字や図など示しながら説明することで、視覚からの情報が伝わることや、色などによる印象がつけやすいことが利点として考えられる。しかし、聞き手が多い場合は、ポスターが全員に見えないことや、枚数が限られているため伝えたい情報に制限がかかる可能性がある。

３）プレゼンテーションソフト（マイクロソフト・パワーポイント、アップル・キーノート）

マイクロソフト・パワーポイントや、アップル・キーノートといったプレゼンテーションソフトを用いて、文字や図、表、イラスト、写真、映像など情報を取り込み、プロジェクターを用いて投影し、聞き手に伝える方法である。様々な情報を取り込み伝えることができるため、使いこなすことができれば、視覚資料としての効果が得られる。看護においては、マイクロソフト・パワーポイントを使用される機会が多いように感じる。

マイクロソフト・パワーポイントは身近にあるプレゼンテーションソフトであるが、作成したソフトのバージョンによって不具合が起きる可能性がある。例えば、バージョンの違うパワーポイントで開いた際に文字や図のずれ、アニメーションや動画が動かないなどの不具合が起きる可能性がある。また、使用するパソコンによっても文字のフォントが違うなどの不具合が起きる可能性がある。さらに、注意が必要な事として、文字や図の配置によって見えづらさ、色の配色などから雑なイメージや伝わらないなど、悪いイメージを受ける可能性がある。そのような注意する点を十分理解し資料を作成することで、視覚資料が活かされ良いプレゼンテーションができる。

２　マイクロソフト・パワーポイントを用いた視覚資料の作成

では、効果的な視覚資料が作成できるために、マイクロソフト・パワーポイントを用いた視覚資料の作成についてポイントを挙げていく。（スライドの図は、Microsoft PowerPoint 2019を使用し作成している。）

１）枚数

スライドは１枚で１分間程の時間を用いて説明すると良いだろう。１分間で説明する際に話す速度などを考えると、目安にしたい文字数は300文字程度である。スライドを変える速度が速いと印象に残りにくい。また、１枚のスライドに全く違う内容のものが半分ずつ含まれることも避けたい。10分間での発表であれば、表紙、文献などのスライドも含めて12～14枚程度が良いと考える。

2）内容

発表に必要な内容は、「表紙」、「理論家について」、「理論が生まれた背景（時代背景）」、「理論について」、「看護のメタパラダイム（人間・健康・環境・看護）」、「理論の説明」、理論を通して自己の経験を振り返る「事例展開」、「まとめ」、「文献リスト」が必要なスライドの内容になると考える。また、「理論のクリティーク」など指示があれば追加すると良い。この内容に、発表時間や内容を考慮してスライドの枚数を調節すると良いだろう。

3）背景デザインと色の使い方

マイクロソフト・パワーポイントには、様々なスライドの背景デザインを選択することができる（図1）。自身のテーマや印象付けるためにカラフルな背景を選択されることもあるかと思うが、背景デザインがシンプルな無地を選択するのが良いだろう。その理由として、背景のデザインと、図形などのオブジェクト、文字が重なってしまうと見えづらく、雑なイメージを与えてしまうからである。

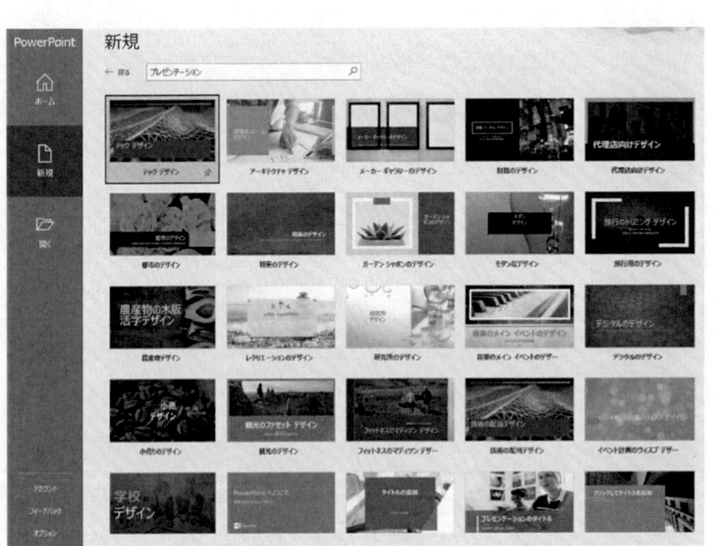

図1　背景デザイン選択画面

背景の色は、会場に合わせ、選択されると良い。白地の背景に黒文字（図2）は、会場が明るい場合でも、暗い場合でもどちらでも使用できる。また、暗い会場では紺色や黒の背景に白文字（図3）が映える。印象や色のバランスを考えて決めると良いのではないか。

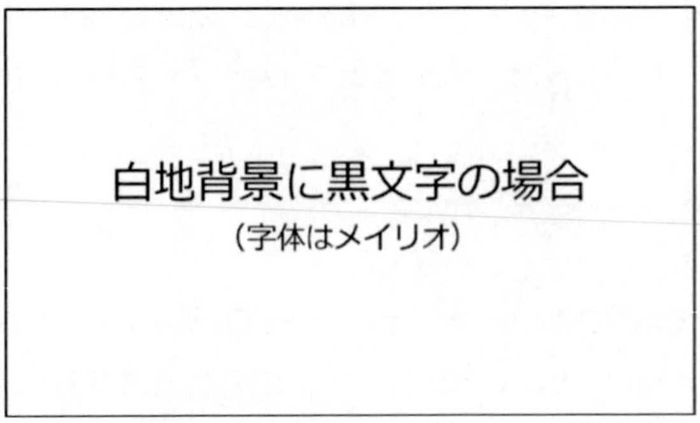

白地背景に黒文字の場合
（字体はメイリオ）

図2　白地背景に黒文字のスライド

さらに、色を上手に使い分けると、イ

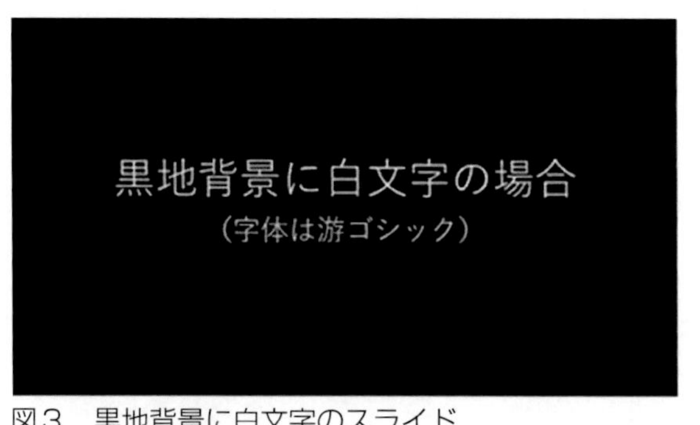

図３　黒地背景に白文字のスライド

メージが伝わりやすくなることや、重要な内容を強調したりすることができる。色には、プラスのイメージとマイナスのイメージがある。例えば、赤色には、「情熱や熱い」プラスのイメージがあり、「危険・派手」といったマイナスのイメージがある。また、青色には、「理性的・涼しい」プラスのイメージがあり、「冷たい・冷酷」といったマイナスのイメージがある[2)]。このような特徴を背景色にも活用すると、青色が背景色の場合、青色には落ち着いたイメージがあり、長時間のプレゼンテーションに使用すると、落ち着いて聞くことができる。一方で、赤色を背景色に選択すると、情熱的なイメージは持つが、落ち着いて聞いていられるだろうか。黒地背景に黄色文字にすると工事現場を想像するなど、色には様々なイメージがある。

４）文字のフォント、文字の大きさ

スライドに使用される文字のフォント
・MS明朝
・游ゴシック
・MSゴシック
・メイリオ
・BIZ UDゴシック
・HG丸ゴシックM-PRO

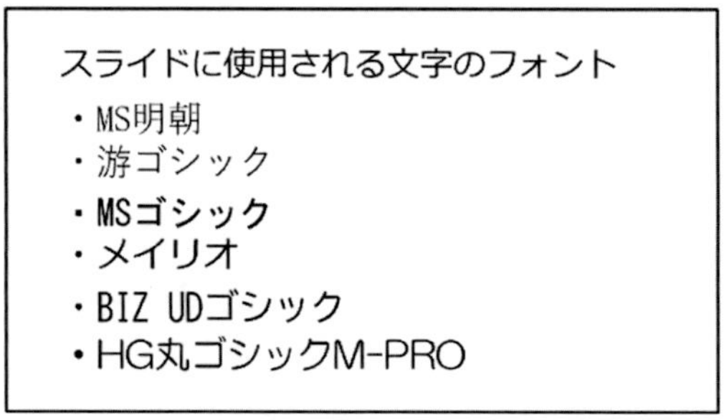

図４　スライドに使用される文字のフォント

文字の大きさ（４４）
・文字の大きさは（５４）
・見やすさや（４８）
・会場の大きさ（４４）
・情報の量などで（４０）
・調整します（３６）
・大きくても、小さくても（３２）
・見づらくなります（２８）

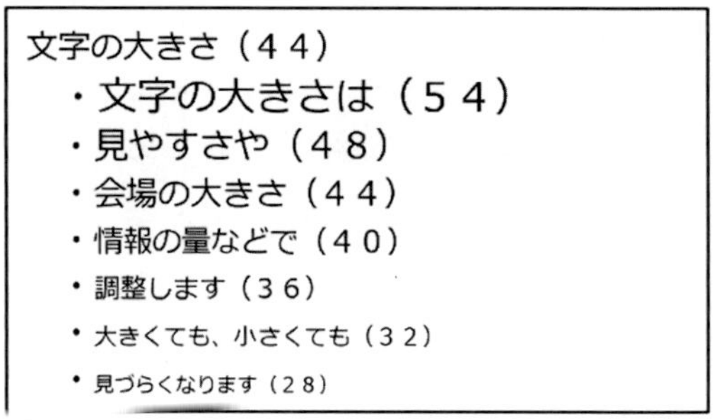

図５　スライドの文字の大きさ

パワーポイントにはたくさんの文字のフォントがある。図４にはスライドに使用される文字のフォントをいくつか挙げた。プレゼンテーションは見た目の印象や読みやすさが重要になる。そのため、フォントによって大きく変わるため、ゴシック体であるメイリオや游ゴシック、ヒラギノ角ゴシックを選択すると良いだろう[3)]。しかし、パソコンによってはインストールされていないフォントもあり、そのようなフォントは、違うパソコンでファイルを開いた場合、違うフォントで表示されてしまう可能性があるため、注意が必要である。

スライドの文字の大きさを図５に示す。（　）内は文字のサイズ、ポイント数を示している。文字の大きさは、見やすさや調整する必要がある。小さな会場で大きすぎる文字であると違和感を持つ。逆に、大きな会場で小さな文字であると読み取るのに非常に困難となる。そのため文字が大きくても、小さくても見づらく

なるため、注意が必要である。したがって、28ポイント以下の文字の使用はお勧めしない。

5）文字の配置

文字の配置

・文字は伝え方によって配置を変えると読みやすくなります。 ・文章の場合は、左寄せが読みやすい。 ・また、文節を考えながら改行すると読みやすくなります。 ➡	・文字は伝え方によって 配置を変えると読み やすくなります。 ・文章の場合は、左寄せが 読みやすい。 ・また、文節を考えながら 改行すると読みやすく なります。

図６　スライドの文字の配置

文字の配置について図６に示す。文字のフォントは「メイリオ」で本文の文字のサイズは36ポイントで作成している。

文字は、伝え方によって配置を変えると読みやすくなる。箇条書きではなく、文章を書く場合、左寄せが読みやすい。また、文節を考えながら改行すると読みやすくなる。さらに、文字数にも注意をする必要がある。スライド上が文字ばかりになると、受け手が字を目で追うのに必死になる。発表者も文字を読むのに必死になり、悪い印象を与えてしまう。したがって、スライドの文字は、あくまでも、発表の流れをつかむためのものであり、短文で示すことを意識して作成することを勧める。配置にはセンタリング（中央揃え）や右寄せなどあるが、読みやすさを考えて配置すると良いだろう。

6）イラストや写真の使用

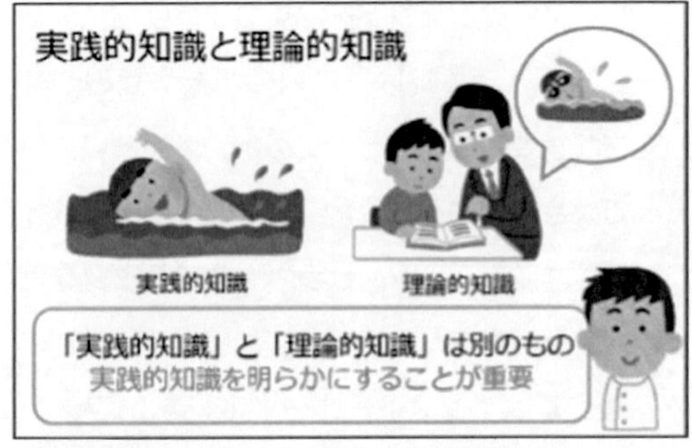

図７　スライドのテイストが同じ場合

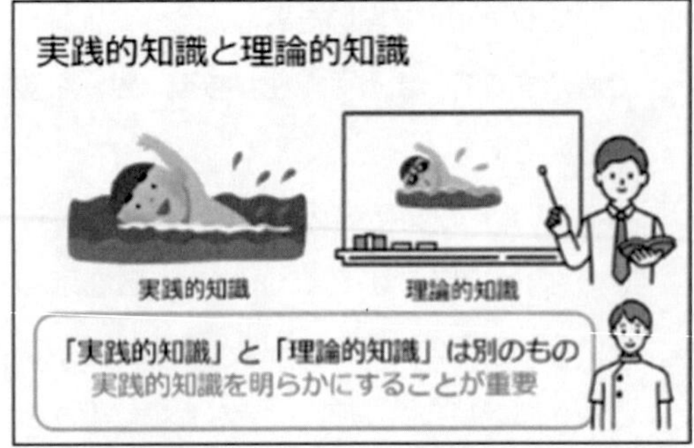

図８　スライドのテイストが違う場合

スライドの作成にあたっては、イラストや写真を使用し説明すると、視覚から情報が入りイメージしやすくなる。イラストや写真を用いて理解が深まるスライドを作成したい。しかし、イラストの使い方、例えば、発表に関係ないイラストがある、イラストのテイストが違うなどあると、雑なイメージを与えてしまう。図７はイラストのテイストが同じ場合のスライド。図８はイラストのテイストが違うスライドである。いかがだろうか。イラストがあると文字ばかりのスライドとは違い理解が深まるが、イラストのテイストが違うと大きな違和感が生じ、内容に集中できなくなる[4)]。最近では無料で使用できる「いらすとや」[5)]「ちょうどいいイラスト」[6)]「ソコスト」[7)]などのフリー素材イラストのサイトがあるためうまく活用したい。

3　発表にあたって

人に情報を伝えるために「メラビアンの法則」について前述したが、発表にあたって、言語（文字）や聴覚（音声）について注意する点を挙げていく。

言語（文字）については、わかりやすい表現で伝えることが望ましい。また、具体的な例を挙げると伝わりやすいだろう。さらに、語尾の言葉、「です」「ます」を統一することも心掛けたい。

聴覚（音声）については、声の大きさや抑揚をつけること、身振り、手振りなどで表現することも意識していきたい。

このことを意識しながら、看護理論について学んだ成果を十分に伝えられるようにプレゼンテーションに臨んでいただきたい。

おわりに

学んだ理論家のプレゼーションを行うには、自分自身が十分に理解すること、それを相手にわかりやすく説明することが必要となる。どのように伝えたら相手に伝わるのか、時には言葉をかみ砕き置き換えて説明することや、例を出して理解につなげることも必要になるだろう。その、言語（文字）や聴覚（音声）に加え、視覚（ビジュアル）資料も重要となるため、聞き手の理解につながるような視覚資料の作成を心掛けたい。

文献

１）尾藤克之：いまだに使われるメラビアンの法則の不思議 アゴラhttps://agora-web.jp/archives/1612271.html

２）高橋佑磨，片山なつ監修：ゼロから身について一生使える！プレゼン資料作成見るだけノート，宝島社，2021，P36－37.

３）前掲書２）P76-77.

４）前掲書２）P146-147.

５）いらすとや：https://www.irasutoya.com/

６）ちょうどいいイラスト：https://tyoudoii-illust.com/

７）ソコスト：https://soco-st.com/

2．プレゼン内容の理解を助けてくれる図（概念図・グラフ）・表の活用

はじめに

みなさんは、看護理論のプレゼンテーションや看護研究の成果発表などで、自分の考えや事象の

関係性など、言葉のみで説明する際に困ったことはないだろうか。人に情報が伝わるとき、視覚（ビジュアル）では55%、聴覚（音声）では38%、言語（文字）では７%しか伝わらないという結果が出ている[1]したがって、口述（聴覚と言語）では、45%しか相手に伝わらない。そのため、内容の理解を助けてくれる図（概念図・グラフ）と表の活用方法について述べていきたい。

１　図（概念図・グラフ）の活用

１）概念図

概念図は自分の考え、結果の変化や関係性などを説明する際に用いると良いだろう。私の研究成果「看護系大学を修了した看護管理者の役割行動」[2]を例に説明する。この研究では、看護系大学院を修了した看護管理者は、組織の中で自己の役割を認識し行う役割行動、看護管理者自身としての役割行動、実践者と研究者の両方の視点から行う役割行動を行っており、同じような考えを持つ仲間を増やすことで組織を強くし、その人らしく生きることを支える看護が提供できること、組織の看護の質を上げたいという思いから行う看護管理者の役割行動であることが考えられた。といった考察を口述で説明する際に、図１の図を説明に合わせて示すとどうだろうか。言語（文字）のみよりも理解が深まるのではないだろうか。このように、図を用いることで内容の理解を助けてくれる。

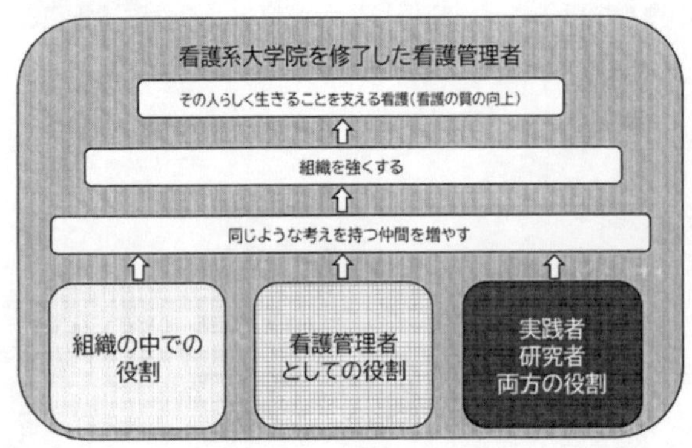

図１　概念図の例

（１）図の作成方法

図はMicrosoft･power pointをはじめ、Word、Excel、ペイントなどでも作成可能である。また、SmartArtグラフィック（図２）を使って簡単に図を作成することもできる。SmartArtグラフィックは、power point、Word、Excelの挿入タブから選択することができる。図を作成する上で注意が必要なことは、理解できる図の作成である。したがって、できるだけシンプルに作成できると良いだろう。あくまでも、口述を補助ための視覚資料であることを理解しておこう。

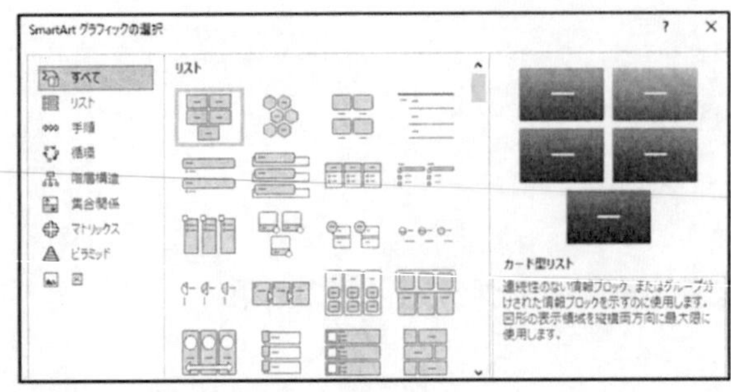

図２　Smart Art 選択画面

また、図は、モノクロ印刷でも識別できるように、斜線やドットなどのパターンを用いると良い。図形の大きさ、フォント（書体）にも注意したい。

（２）図の取り込み（保存）方法

Power point や Word、Excelで作成した図の取り込みはいくつか方法がある。もっとも簡単なのは、Print Screenボタンでスクリーンショットする方法である。スクリーンショットした場合、画像をダブルクリックし、トリミングする必要がある。また、Excelで図を作成する場合は、背景を白く塗りつぶししないとセルの線が残ってしまうため注意したい。Power Pointで作成した図に関しては、保存する際にJPEGやPNG（ポータブルネットワークグラフィックス形式）を選択すれば、画像として保存できる。

２）グラフ

表１　グラフの種類と特徴

種類	特徴
棒グラフ	量の大小、高低を比較する際に有用
折れ線グラフ	変化を傾向を明快に表示できる
円グラフ	全体の割合を比較する際に用いる
帯グラフ	１つの帯の中に複数のデータを表示する重ね棒グラフと、構成の比率を表す円グラフの要素を含んでいる
レーダーチャート	複数のデータを多面的な角度から分析して全体の傾向をつかむときに活用される

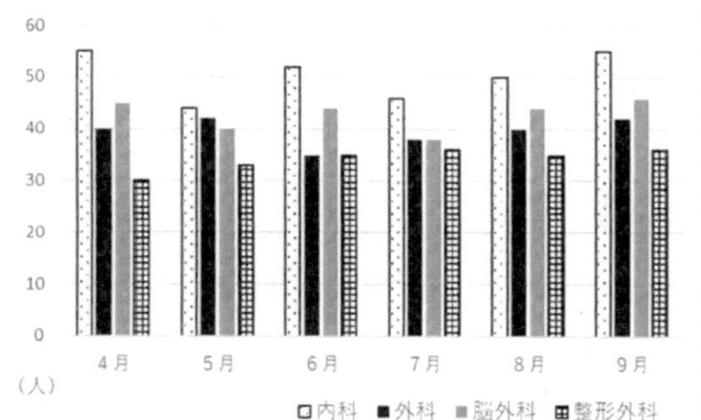

図３　外来患者の診療科別人数

述べている事象の関係性やデータの変化をわかりやすく伝えるためにグラフを効果的に用いると良い。グラフにはたくさんの種類があり、表現したい内容によって選ぶべきグラフが変わってくる。[3)]

文献３からグラフの種類と特徴について表１にまとめた。図３は、棒グラフの例を示している。グラフ作成時に注意したいことは、カラーではなく、モノクロで作成することである。また、斜線やドットなどのパターンを用いてわかりやすくすることを心掛けたい。軸ラベルの単位も忘れずに表記したい。また、図の場合のタイトルは図の下に記す。タイトルは、何を示しているのか一目でわかるタイトルをつけることが必要である。さらに、縦軸と横軸は何を示しているのか、単位は何なのか表示しわかりやすい図を作成することが重要である。[4)]

２　表の活用

表は、何を示しているのかわかりやすいタイトルをつける。また、タイトルは、表の上に記す。上と下の罫線は太くし、データの部分に線を引かない。また、縦線も使用しない。そうすることで、

表１　グラフの種類と特徴

参加者	年齢	性別	経験年数	現在の役職
A	30歳代	男	8.5	スタッフ
B	20歳代	女	2.5	スタッフ
C	30歳代	男	7.5	主任
D	20歳代	女	2.5	スタッフ

見やすい表になる。小数点の位置を縦に揃え、小数点以下の桁数も揃える。統計検定の結果であれば、検定結果（統計量と有意確率）を表中に記載する。[4)]さらに、年齢は、「〇歳代」で記載するなど、個人が特定されないように配慮する必要がある。

おわりに

図・表は、プレゼンテーションの際に内容の理解を助けてくれる。また近年では、パソコンで簡単に、経過図や、グラフ、表が作成できるようになった。しかし、複雑な図や、理解できない図や表になると効果的なプレゼンテーションができなくなってしまう。加えて、パソコンで簡単に図や表を作成できるが、自動作成の機能に頼ると、カラーでグラフや図が作成される。そのため、図や表を使用する上での基本的なルールを理解しておかないと、誤った使い方をしてしまう。したがって、基本を理解し効果的なプレゼンテーションができるようにうまく図や表を活用していきたい。

文献

1）尾藤克之：いまだに使われるメラビアンの法則の不思議　アゴラ　https://agora-web.jp/archives/1612271.html

2）後藤直樹，他看護系大学を修了した看護管理者の役割行動「印刷中」，聖泉看護学研究，12，2023.

3）早川和生：看護研究の進め方　論文の書き方　第２版，医学書院，2015，P170-173.

4）坂下玲子：系統看護学講座　別巻　看護研究，医学書院，2018，P283.

第５章　プレゼンテーションの実施（発表）

いよいよプレゼンの実施段階に入る。

この段階で使うべく媒体の準備ができ発表すべき内容が決まったら、是非事前に準備したいものがある。それはリハーサルを十分に行なうことである。何故ならば、このリハーサルがプレゼンの命運を握るとさえ言われているからである。

従って、プレゼンのリハーサルを念入りに行なう目的は、本番のシュミレーションに加えて、プレゼンの内容をあらためて客観的に評価してもらうことでもあるので、先輩や同僚に聞いてもらう機会を作ることである。そして、もし時間が許せば、この内容についてしばらく何もしない日を設定した後で、新鮮な気持ちでプレゼンの内容を再度確認できると、より効果的なプレゼンになると思われる。

さて、ここでリハーサルについてみたい。

まず、事前準備として行なうのは、本番を想定してのリハーサル、準備した発表原稿の確認と話し方、及び会場における直前の準備を抜け落ちなく行なうことである。

つぎに、プレゼンの実施に当たっては、言語的技術としては伝わりやすい言葉とスピード、声のトーンなど、非言語的な技術、身振り手振りを混えた発表、聴き手と向きあう姿勢を保ちながら、プレゼンターとしてのマナーを守り、好感度アップを図りながら行なう段階になる。発表が終わったら、最後の結びとしては、質疑応答の時間に入る。

質疑応答は、プレゼンターにとって、不安な時間にもなり得る。というのも想定外の質問がでたり、反論などが寄せられた時、どう対応できるかと考えてしまうかである。一般的にあらかじめリハーサルを行なう時に当然出ると思われることや想定外の質問についての対応策を検討しているものの漠然とした不安はつきものである。

ここで、不安がる前に基本的な質疑応答の対策として、もう一度確かめておきたいことがある。それは、まず発表する看護理論について十分に理解しておくこと。その理論は、看護理論の発展過程のどの時期に生まれた理論であるのか明らかにしておくこと、その理論を実践に活用するための方法など、自己の体験も含めて語れるようであれば、対応は可能になると思うのである。どんな質問があっても正解を出すことにこだわらず自己の考えを前面に出し、質問者との間で議論があって一歩前進できることを思えば、不安も軽減してくるであろうと思えるのでないか。いかがであろうか？

第６章　プレゼンテーションの評価・フィードバック

プレゼンの最終段階は、評価と次回に向けてのフィードバックである。この場合、聴き手がプレゼンの評価を実施し、次回のプレゼンに向けての準備ができる機会にするためのものでもある。プレゼンの実施及び評価・フィードバックの方法は、授業の年度によっても多少異なるが、ここではある年の「看護理論」の評価・フィードバックについてあげた。

従来の評価・フィードバックに関しては、参加者全員に次の５項目を５段階評価をしてきた。

１）全体としての満足度　　２）プレゼンの計画や準備

３）発表に対する理解度　　４）資料・機器の使用

５）プレゼンの姿勢・態度

同時にフィードバック表としてプレゼンの良かったと感じた点、印象に残ったこと、改善すべきだと感じたことなどを自由記載し、発表者に返すようにした。

しかし、年度によっては、発表時間・評価時間の限界が生じたために、内容を大づかみに次の３点で評価する方法を用いたこともあった。

１）発表の準備について

・手もとの資料・使用機器の準備ができているか？

・プレゼンテーターとしての姿勢（服装も含む）、態度、言葉づかいができているか？

２）発表内容として

①　発表時間　時間内で終えたか？

②　発表内容 導入（intro）・その看護理論の生れた時代背景

・その看護理論家の活動内容（生涯）

・参加者の期待を盛り上げるようにしているか？

発表内容（Body）・その看護理論の概要（全体像）が理解できたか？

・具体的例を示し理解できるよう工夫がされているか？

結論（inclusion）・参加者のニーズを満たしたか？

・その理論の簡潔な焦点の表現ができたか？

・おわりの言葉が述べられたか？

③　発表方法

・原稿の棒読みはなかったか？

・図表の活用ができたか？

・機器の活用が効果的にできたか？

・プレゼンテーターとしての姿勢・態度であったか？

・参加者が効果的な学習ができるように図ったか？

④　今後の活用方法

・その看護理論の限界と課題が示されたか？

・その看護理論の臨床または教育における貢献が示されたか？

・その理論の活用方法が示されたか？

3）発表者へのコメント

・良かったと感じた点

・改善すべきと感じた点

・印象に残ったこと

・その他のコメント

である。ここで「看護理論」のプレゼンを終えて思ったことをあげてみたい。

プレゼン当日、教室に入るといつもと異なり盛装した学生の姿があった。前のプレゼンの説明の折に自分の発表を参加者に聞いて頂くという姿勢がまず必要であることを話し、私の体験した米国の大学院における「看護理論」のプレゼン風景の話をしたことが、受けとめられたことに驚きと学生の柔軟性に学習者としての姿勢を感じた。

1）準備に関して

6人全員がポインターを活用した。初めて使用した者もあったが、全員かなり高度な資料作成であると評価できた。何よりも初めての体験者も含めて全員協力しあって準備を進めてきたことが伺え、その姿勢に心強いものを感じた。手もとの資料、使用機器の準備もよくできており、快い緊張感の中でプレゼンは進行した。

2）発表内容として

発表時間は全員規定時間内で発表され、準備された資料もわかりやすいものであった。発表内容は、事前に導入、発表内容、結論の形式で行なうと効果的である旨説明していたので、評価の視点から次のようになった。

導入では「○○看護理論」の理解のために、看護理論の生れた時代背景、その理論家の活動紹介があり、その理論を取りあげた理由なども発表する者もあり、全員、それぞれに参加者の期待を盛りあげるように進めていったことが印象に残った。

発表内容では概要、ポイントの理解や具体的な事例を示すなど、理解を深めるための工夫や努力がされていた。

結論では、「○○看護理論」について参加者のニーズを十分に満たすために、最後に簡潔にその理論の焦点が表現された。また、おわりの言葉も述べられた。

参加者のニーズの満足度は、多少の差はあるものの、概ね達成したものと思われた。

3）発表方法では、原稿の棒読み、機器の活用、図書の活用、プレゼンテーターとしての姿勢・態度の評価においても概ね達成できた。

4）今後の活用方法では、「○○看護理論」の限界と課題、その理論の貢献、今後の活用方法などについての項目も概ね達成できたと思われた。

今回のプレゼンの結果は、準備から取り組み、発表に至る過程は時間的にも充分ではなかったものの、各人の努力が結実したものと思われる。

今後も院生達が臨床で「看護理論」についての研鑽を積んでいって欲しいと願っている。

文献

14）斉藤裕之、佐藤健一編：伝わるプレゼンテーション，医学書院，2010，P56-59

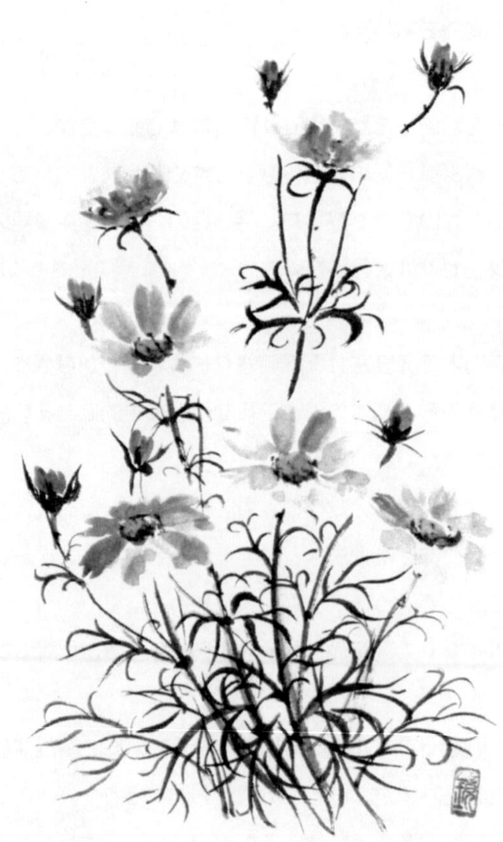

第3部

「看護理論」のプレゼンテーションの取組の過程と発表

第１章 「ヒルデガード.E.ペプロウの看護理論」のプレゼンテーションを実施して

―人間関係の看護論―

桶河　華代

１）理論化の中からその理論を選択した理由

筆者は、修士課程の看護理論家のプレゼンテーションを行う授業で、ヘンダーソンの「ニード論」を選んだ。理由として、筆者が学んだ理論家と言えば、ナイチンゲールとヘンダーソンしか知らなかったからである。ヘンダーソンの「看護の基礎となるもの」の中核をなすのが、「14の基本的欲求（ニード）」である。「14の基本的欲求（ニード）」は、看護過程の分析を行う枠組みにも使われており、非常に親しみ深い理論である。

ヘンダーソンと同様に、ナイチンゲール以降の近代看護における看護学に多大な貢献をしたと言われるのが、ヒルデガード.E.ペプロウ（以下、ペプロウ）である。ペプロウは、精神看護の母と呼ばれ対人関係理論で知られているアメリカの看護学者である。筆者は、訪問看護師として７年間勤務しており、精神疾患を含む療養者（家族も含む）と筆者で対人関係を築いてきた。その経験の中で、感じたことをペプロウの看護理論について学び直し、改めて人間関係のプロセスを振り返ってみたい。

２）プレゼンテーションの準備段階、計画段階、発表段階、評価段階を通じての取り組み

（１）準備段階

準備段階として、まずはペプロウの誕生から看護の経歴を調べることとした。ペプロウは1909年９月１日にペンシルバニア州レディングにて、６人兄弟の次女として生まれる。両親はポーランド生まれのドイツ人で、アメリカ合衆国への移民者であったという。看護の経歴は、1939年ペンシルバニア州ポッツタウン病院附属看護学校に入学、1943年バーモント州ベニントン大学において精神看護学を専攻して学士号を取得している。さらに1947年コロンビア大学ティーチャーズカレッジより修士号授与され、同大学からカリキュラムの研究によって教育学博士号を授与される。

代表的な論文集に、『人間関係の看護論』（1952年）がある。精神看護に関わっていく中で、看護とは、患者と看護師間の相互作用による段階的・継続的な人間関係のプロセスであるとして、人間関係というものに注目した。これまでは、病気や怪我の対処だけを考えていた看護の場においては、人間関係に重点を置くというのは画期的なことであったといわれる。

(2) 計画段階

計画段階として、時代背景と共に振り返ってみた。ペプロウの生存期間には、第一次世界大戦(1914年〜1918年)、第二次世界大戦(1939年〜1945年)が起こっている。特に第二次世界大戦の影響は大きいと思われる。ペプロウは従軍看護師として第二次世界大戦中にイギリスへと渡り、精神科看護に従事していた彼女は戦闘体験によってPTSD(心的外傷後ストレス障害)に苦しむ多くの兵士たちの心を支援していく。その支援は軍の中でもとても評価の高いものであったと言われる。彼女は、戦闘地帯で出会った医師マックとの間に、子どもを授かるが未婚のまま出産している。マックには子どものことを告げずに、シングルマザーとして出産し、彼女の妹と弟の手助けもあって、子育てと看護の仕事を両立させていく。

一方で、貧困や移民のための迫害、また彼女が行った取り組みに対する批判を受け、様々な局面において困難に遭遇しながら、1970年に看護師協会の会長を務めるまでに至る(1972年まで務める)。晩年は多くの苦悩によって彼女自身が鬱病を患ってしまう。彼女は、カリフォルニア州の自宅にて89歳の生涯を終えている。

(3) 発表段階

発表段階として、『人間関係の看護論』[1)]、『実践に生かす看護理論19』[2)]を読み、ペプロウの看護理論の理解に努めた。ペプロウの提唱した「対人関係理論」は心理学・精神医学に影響を受けているのが特徴で、アメリカの精神科医H.S.サリヴァンの人間関係論的精神医学に強く影響を受けている。看護のメタパラダイムである健康、人間、看護については、次のように述べている。健康とは、「個人のパーソナリティをはじめほかの人間のプロセスが、個人生活と共同体の生活を通して創造的、蛍雪的、生産的な方向に前進することを意味する表象」[3)]である。人間とは、「不安定な平衡状態の中に生きる生物であり、生活とは安定した平衡状態を目指して努力する過程である。真の意味で安定した平衡状態には、死を除いて達することはない」[4)]という。看護とは、「有意義な治療的な人間関係の過程である。そして、地域社会の人々の健康を実現する種々の人間と共同して機能を果たす。保険医療の専門職チームが健康に関するサービスを提供しているそれぞれの場で、看護婦は人体組織の自然治癒を助長する条件を整える仕事に参加する。看護は教育的な意味合いをもつ技法であり、成熟を促す力であり、個人の生活や地域の生活が創造的、建設的、生産的な方向へ向くよう、パーソナリティの前進を促進することを目的とした教育的手だてであり、成熟を促す力である」[5)]といわれる。

ペプロウの看護理論は、看護師ー患者の関係の中で互いに一部重なり合う四つの局面について考察している。その関係には、明確に見分けられる四つの局面である「方向づけ」「同一化」「開拓利用」「問題解決」があり、この四局面が連動しているものと考えられている。そこで、この四局面について事例A氏をあてはめて考えてみる。

事例紹介:A氏は、30歳代女性、統合失調症であり、両親と市営住宅に3人暮らしである。結婚、離婚歴があり、小学生の長男は県内の施設に預けており、一緒に暮らせていない。訪問看護は週に2回受けており、症状観察と服薬指導が主な訪問目的である。母親は心臓疾患があり、要介護2で訪問介護と訪問看護を利用している。

まずは、筆者とA氏との出会いからである。A氏自身は、今でも訪問看護を受けていたので、筆者が担当になり出会う。A氏は、訪問するといつも寝起きのような表情で、髪は整えておらず、眠そうにしている。、筆者の質問に最初は緊張しながらであるが、「昨日は夜中に目がさめてから眠れていません」、「幻聴は今も聞こえています」、「漫画は買いたいけど、今は買えない」等の返答ができている。次の訪問（月曜、木曜の週2回の訪問）までの薬を一緒にセットする。訪問看護が入っていることで、飲み忘れもなく方向づけはできているように思われる。訪問時に幻聴は続いていることも多く、昼夜逆転気味である。

同一化の段階では、自分のニードの求めに応じてくれそうな信頼できる看護者を選んで反応する時期である。A氏は、気持ちが落ち着いているときは家事（料理）を行い、買い物をしたいときには、極まれに外出ができている。しかし、漫画を全巻、ジャニーズのコンサートのDVDなど、新作ができるたびに購入する。そのため、自身の障害年金はすべて使っており、金銭管理ができていない。A氏は、子どもと一緒に暮らしていた時に、虐待をしていたようで、感情のコントロールが難しく、長男との同居は難しいようである。また、A氏は肥満傾向であるが、散歩などのリハビリテーションを取り入れることが困難である。

開拓利用の段階では、患者が自分に提供されるサービスを十分に活用する段階である。

（4）評価段階

プレゼンテーションは10分の発表であり、パワーポイントで13枚のスライドを作成した。スライドを、[3]プレゼンした内容に提示する。スライドに目を向けると、反省点としては文字のフォントが統一されていないし、句読点が抜けている箇所もある。事例に関しては、具体的に描ききれてないように思われる。今回、このようなまとめの機会があり、一度作成した資料を読み返すことで、何を伝えていたのか、何を伝えようとしていたのか、未熟な箇所が考察できた。

看護実践を振り返ってみると、四つの局面である「方向づけ」「同一化」「開拓利用」「問題解決」の理論にあてはめることで、「問題解決」にまでいたっていない現状を確認できた。患者ー看護師の人間的な成長というペプロウの看護理論を理解できた一方で、精神疾患の関わりの難しさも振り返る良い機会であったと思う。プレゼンテーションに関しては、他社からの評価を得て、もう一度省察することが向上できる手段だと思われる。

3）プレゼンテーションした内容

ヒルデガートE.ペプロウ（1909～1999）
人間関係の看護論
（精神力動的看護論）

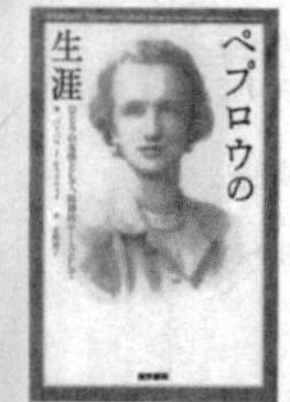

聖泉大学在宅看護学：桶河華代

1．背景

- 1909年ペンシルバニア州で移民の両親から6人きょうだいの次女として生まれ、1999年自宅にて89歳の生涯を閉じる
- 1952年は、アメリカ合衆国の人々が第2次世界大戦によって身体的な問題だけでなく、精神的な問題も多く抱えていた
- 政府も健康問題を解決するために看護教育や看護研究を支援し、人々の看護への期待も大きい

2．キャリア

◆学歴
- ベニントン大学学士号（1943年）
- コロンビア大学で修士号（1974年）、博士号(1953年)

◆臨床経験
- 一般病院、精神科施設での経験、陸軍での経験

◆教育暦
- 看護基礎教育、精神看護学、大学院教育

◆学際的な交流
- 精神分析学や人格発達の理論家、人間の動機づけ理論家との交流

3．ペプロウの看護理論

- 「看護師-患者」関係に着目し、看護独自の機能を見出す
- 看護師と患者の関係は単なる対人関係ではなく、治療的な人間関係プロセスである
- 看護はその治療的プロセスのなかで行われ、患者のより望ましい状態に向けて、患者が健康問題を解決することを助け、パーソナリティの成熟を促していく。
- 患者だけでなく、看護師の援助体験から学び成長し、成熟していく人間と人間の関係である。
- 質の高い看護の実践のためには対人関係の発達が重要なポイントである。

看護理論のメタパラダイム（環境）

- 「有機体の外部に存在する力であり、文化と関係している」と漠然とした表現で定義
- 人は環境から慣習、風習、信念などを獲得する
- 健康へ導く一般的な諸条件は常に対人関係のプロセスを含んでいる

➢患者を病院の環境になれさせるのに、看護師は患者の文化的背景や価値観を考慮しなければならない

看護理論のメタパラダイム（健康）

- 健康とは1つの象徴的な用語であり、創造的、建設的、生産的、個人生活や、地域における社会生活を営むためのパーソナリティの発展
- 健康は、現在とは異なった他の方向に向かう人間的プロセスを意味する

看護理論のメタパラダイム（人間）

- manという語を用いて人間（person）を定義している。manとは、不安定な平衡状態のなかで生きている有機体である。
- 人間の生涯は不安定な状態から安定した状態をめざす苦悩の過程にある
- 人間は、安定した状態をえるためにニードの充足のために行動する
- 人間のニードは段階があり、生命維持のために必要なニードが優先される

看護理論のメタパラダイム（看護）

- 看護は、有意義で治療的な対人的プロセスである
- 看護は、地域社会にある個々人の健康を可能にするほかの人間的な諸プロセスと協同して機能する
- 看護とは、パーソナリティの成長を助ける教育的な手立てであり、パーソナリティの成熟を促す力である

「看護師－患者」関係は、
方向づけ、同一化、開拓利用、問題解決の4つの段階

- 方向づけ（出会い）：看護師と患者は見知らぬ者同士として出会い、患者の困難な健康問題の解決に向けて一緒に歩み始める。
- 同一化（求め）：患者は自分のニードを満たしてくれる看護師に反応し、看護師も患者を理解するようになる。
- 開拓利用（活用）：患者は自分のニードにサービスを最大限に利用でき、自信をもって問題に対処できる。
- 問題解決（問題解決の別れ）：問題が解決すると患者は看護師から独立した人間になり、看護師と患者の関係が解除される。

➢4つは独立しているが、重複や繰り返すことがある

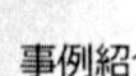

事例紹介

- A氏、30歳代、女性
- 統合失調症
- 訪問看護2回/週
- 両親と3人暮らし、小学生の息子は施設に預けている
- 母親は心疾患にて訪問看護、訪問介護を受けている
- 訪問看護は、症状観察と服薬管理

4．看護師の6つの役割

- 未知の人の役割：初めての出会いでは、看護師は礼儀正しく患者にかかわり、偏見をもたずにあるがままの姿を受容する
- 情報提供者の役割：患者にとって必要な情報を提供したり、質問に適切に返答したりする
- 教育的役割：患者自身で行ってもらう治療について、ただやり方を教えるだけではなく、患者さんが十分理解できるように援助する
- 看護におけるリーダーシップ機能の役割：看護のような人間的な営みにおいては、リーダーシップを発揮する
- 代理人の役割：患者は看護師に誰かの代理人としての役割を課す場合もある
- カウンセラーの役割：人間の内面では、たえず自己再生、自己修復、自己覚知などのプロセスが起こるため、援助の手を差し伸べることが必要である

まとめ

- 基盤は、精神力動理論、ニード理論などである、基礎的な看護実践理論を統合
- 問題解決志向の理論
- 「看護師-患者」関係が基本であり、その関係は治療的対人関係
- 「看護師-患者」関係は、方向づけ、同一化、開拓利用、問題解決という4段階から成り立つ
- 「看護師-患者」関係の諸段階において、さまざまな役割を果たす
- 看護とは、看護師と患者が互いに学び、成長していく人間と人間の関係

参考文献

- アニタ・W. オトゥール, シェイラ・R. ウェルト/池田明子他訳（1996）：INTERPERSONAL THEORY in NURSING PRACTICE/ペプロウ看護論―看護実践における対人関係理論，医学書院
- ヒルデガード・E ペプロウ(1952) /稲田 八重子他訳（1973）：INTERPERSONAL RELATIONS in NURSING/人間関係の看護論，―精神力学的看護の概念枠，医学書院
- 城ヶ端初子（2013）：実践に生かす看護理論19,89-100,サイオ出版
- アン・マリナー・トメイ他/ 都留伸子訳（2004）：看護理論家とその業績 第3版,383-404,医学書院

文献

1）稲田八重子他訳/ヒルデガード.E.ペプロウ（1973）：人間関係の看護論，医学書院

2）城ヶ端初子編著（2018）：実践に生かす看護理論19　第２版，サイオ出版

3）稲田八重子他訳/ヒルデガード.E.ペプロウ（1973）：人間関係の看護論，医学書院，P12.

4）稲田八重子他訳/ヒルデガード.E.ペプロウ（1973）：人間関係の看護論，医学書院

5）稲田八重子他訳/ヒルデガード.E.ペプロウ（1973）：人間関係の看護論，医学書院，P15-16

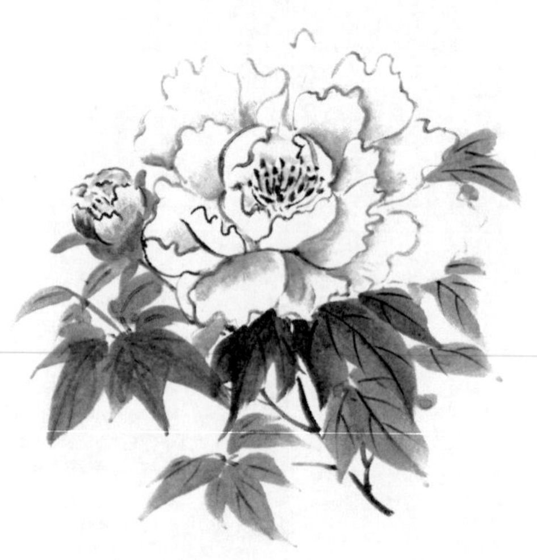

第２章 「シスター・カリスタ・ロイの看護理論」のプレゼンテーションを実施して

―適応モデル―

奥田　のり美

Ⅰ　はじめに

プレゼンテーションとは英語で「表現、提示、紹介」という意味である。ビジネス用語としては米国の公告業界で使われ始めた。現代では業界を問わず様々なビジネスシーンにおいて、プレゼンテーションが活発に行われている。

あくまで語源はプレゼント＝贈り物であるため、一方的に売り込んだり説得したりという考え方では受け入れられない。プレゼンテーションは「説明と納得」を基盤の展開し、実際の行動に至ってもらうことである。つまり、ただ聞いて納得してもらうことに留まらず、「具体的な行動を決断してもらう」ことが、最大の目的だと考える。

2018年４月、聖泉大学大学院看護学研究科　科目履修生として看護理論を学ぶ機会が得ることができた。

この講義の中で、「看護理論」とは何か、そして「看護理論の種類、メタパラダイム、歴史的変遷」の概論を学んだ。各論では「ナイチンゲール」「ヘンダーソン」「トラベルビー」、「イギリスの看護理論」、「わが国での看護理論」を学んだ。

看護理論は、ナイチンゲールによって基礎が築かれて以来、アメリカでの研究・開発がなされてきた。日本では、まず、看護基礎教育の中で看護理論の教育が行われ、臨床での理論活用に繋げている。しかし、臨床で十分に活用できていないのが現場である。

私は、10年間、看護専門学校の看護基礎教育に携わってきた中で、「ロイの看護理論」を用いて看護過程の展開を学生達に教えてきた。そしてこの理論を用いて臨地実習でどのように看護を展開してきたか、十分な説明から納得、そして臨床現場での活用につなげていけることを目的に「ロイ看護論」をプレゼンテーションすることにした。

Ⅱ　プリゼンテーションの準備段階・計画段階

１.「ロイ看護理論」のプレゼンテーションを行うための準備段階

私のプレゼンテーションを聞いて納得してもらうだけでなく、「具体的な行動を決断してもらう」つまり、臨床での看護実戦での活用、看護実践の評価に活用できるということを実感して頂くことを目的に準備に取りかかった。

聞き手に具体的な行動を起こさせるプレゼンテーションを行なうためには、まずはヒヤリングをしっかり行うことが重要とされている。今回のプレゼンテーションの聞き手は大学院生３名、大学教員１名、担当教授１名の合計５名である。そこで、聞き手を大学院生３名に焦点を当てヒヤリングを行った。看護理論ゼミでの自己紹介、意見交換の場を通して、聞き手つまり、大学院生の現状を把握した。看護理論を通して何を学びたいのか、知識とし何かを得たいのか、そして臨床でのどのように活用したらいいのかを求めていることがわかった。

２．「ロイ看護理論」のプレゼンテーションを行うための計画段階

１）パワーポイントの作製

プレゼンテーションを行う場合は原稿だけではなく、パワーポイントの活用が重要となってくる。情報を視覚的に伝える重要な役割を持つ。パワーポイントの作製には「見た目の分かりやすさ」「内容の理解のしやすさ」「印象に残る」が重要である。具体的には《１スライドに１メッセージ》《シンプルに仕上げる》《絵・図・表を活用する》《余白を設ける》《配色を統一する》《写真の活用》を意識し作製に取りかかった。

２）配布資料の作製

パワーポイントは文字を少なくしているため、パワーポイントの詳細も含め手元でじっくりと読んで欲しい資料の作成をおこなった。

手元資料としてはシスター・カリスタ・ロイの適応モデルの内容は《ロイの経歴》《ロイ適応モデルの基本となる前提》《人間、環境、健康、看護の考え方》《ロイ適応モデルに基づく看護過程》《実践でのロイ適応モデル》､臨地実習での活用の内容は《患者情報》《看護の実際》《評価》を準備し配布した。

Ⅲ　プリゼンテーションの発表段階

まず､「プレゼンテーション」と「発表」の違いを意識した。「発表」は自分のアイデアや意見を伝え、聞き手に説明することで理解を促すことが目的である。最終目標は理解するであり、「プレゼンテーション」の行動に移すというところまでは求めていない。

「プレゼンテーション」は常に聞き手の立場を意識することが重要である。

まず、聞き手の感情を動かすといことに焦点をあてた。

聴きやすく、伝わりやすくなることを意識した話し方を心掛けることが重要である。

１．声の大きさは、聞き手からパワフルに感じてもらえるだけのボリュームを維持する。

２．話すスピーはゆっくり話すことを意識することで話のスピードの調整をする。

３．強調は重要な箇所と重要でない箇所で強弱をつけ、話し方が単調にならないようにする。

４．間のあけ方は聞き手にとっては聞きやすいので､「､」「｡」のところは少し間を開ける。

５．ボディランゲージは適度に身振り手振りを入れる。

６．表情：敬意の表れとして口元に笑顔をつくる。

以上６項目を一つ一つ意識して発表した。

Ⅳ　プレゼンテーションの評価段階

プレゼンテーション終了後に参加者全員から評価を受ける。

＊評価尺度

1．全体としての満足度

2．プレゼンテーション内容の計画性、準備性

3．プレゼンテーション内容の理解度

4．資料・機器の使用について

5．プレゼンターの姿勢・態度

以上、５項目に関してはとても良い・よい・普通・よくない・とてもよくないの５段階で評価する。

＊自由記載

1．最も印象的だったこと

2．改善すべきところ

3．よかったと感じたこと

4．その他

Ⅴ　おわりに

プレゼンテーションを終えて

まず、自分の最終目標と聞き手の最終目標が一致しているかどうかが重要だと感じた。準備段階の中でのヒヤリング、聞き手の現状分析として看護理論を知識としてしっかり学びたいという思い、実際に抱えている問題として本当に臨床での活用できるのかという疑問、このことが授業の意見交換のなかで明確にできたのはとてもよかった。そして、パワーポイント内容、手元資料の作成、活用につながった。

プレゼンテーションの評価は全体としての満足度・プレゼンテーション内容の計画性、準備性・プレゼンテーション内容の理解度・資料・機器の使用について・プレゼンターの姿勢・態度は各項目、ほとんどがとてもよかったのであった。自由記載に関しては資料がわかりやすい、実践に基づいた理論的、自分の言葉でのプレゼンテーション、パワーポイントがわかりやすい等の肯定的な意見多かった。

準備段階、計画段階、発表段階をそれぞれにしっかり意識して取り組むことの重要性が実感できた。

このプレゼンテーション後、聞き手である大学院生の方が「ロイ看護理論」を臨床また看護研究

の中で活用されることを期待したい。

Ⅵ　プレゼンテーション内容

【パワーポイント】　　　別紙参照　資料１）

【手元資料】　　　　　　別紙参照　資料２）

【臨地実習での活用事例】　別紙参照　資料３）

引用・参考文献

・都留伸子監訳　看護理論家とその業績　第３版　医学書院

・看護実践に生きている看護理論　クリニカルスタディ　ｖol25　№４　2004

・松木光子監訳　ロイ適応看護モデル序説　へるす出版

・プレゼンテーションの基本と常識　ザ・アール　フォレスト出版　2017

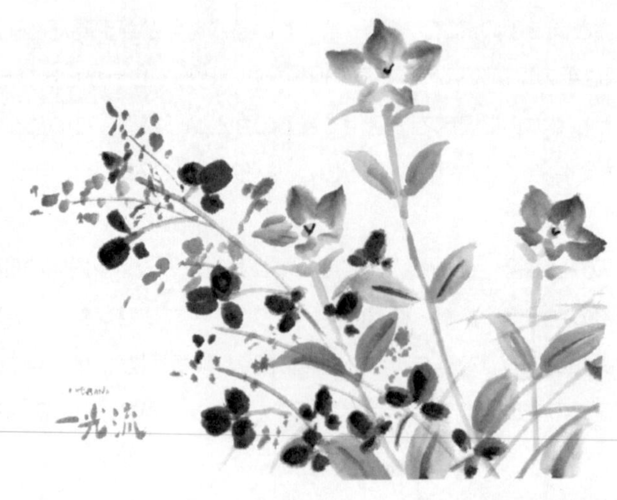

資料1）

シスター・カリスタ・ロイ

聖泉大学大学院　看護理論
科目履修生　奥田　のり美

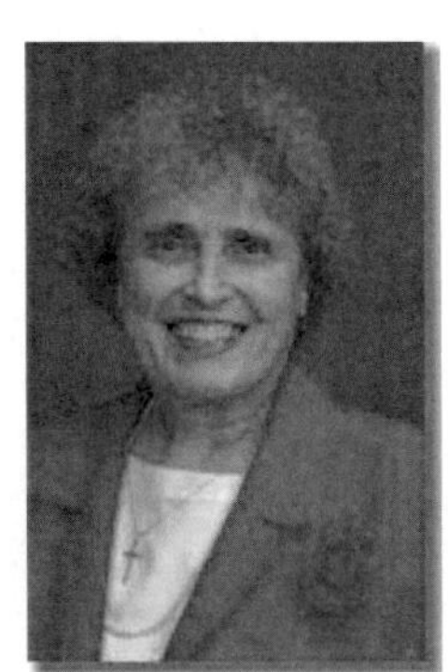

ロイの経歴

- 1939年　ロサンゼルスで生まれる
- 1963年　マウント・セント・メリーズ大学で看護学学士号修得
- 1966年　UCLAで看護学修士号、社会学修士号、哲学で博士号を修得
- 1983年　カルフォルニア大学で神経科学の研究
- 1987年　ボストン・カレッジ大学院で教育と研究に従事、現在に至る

- 臨床看護の経験は、小児領域である
- 聖ヨセフ・カロンデレのシスターである
- NANDAの会長を10年間務めた

ロイ適応モデルの基本となる前提

科学的	
システム理論	適応レベル理論
全体性(holism) 相互依存 コントロール過程 情報のフィードバック 生体システムの複雑性	適応としての行動 刺激と適応レベルの機能としての適応 個別で動的な適応レベル 肯定的で活動的な反応過程
哲学的	
ヒューマニズム	ヴェリティヴィティ
創造性 目的性 全体性（holism) 対人関係のプロセス	人間の存在目的 全体目標 活動性、創造性 人生の価値、意味

適応システムとしての人間

3種類の刺激

適応システムとしての人間

インプット
刺激
適応レベル

コントロールプロセス
対処機制
調節器
認知器

エフェクター（効果器）
生理的機能
自己概念
役割機能
相互依存

アウトプット
適応と非効果的応答

フィードバック

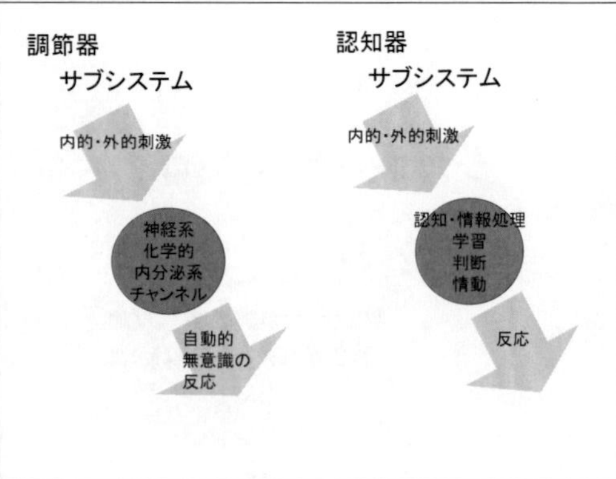

寒冷刺激に対する調節器対処機制

入力
＜刺激＞
＜適応レベル＞
適応レベル内の寒冷刺激

コントロール過程
＜調節器対処機制＞
体温調節中枢の感知
脊髄および末梢神経の反射

効果器
＜生理的様式＞
骨格筋の緊張
末梢血管の収縮
立毛筋の収縮
発汗の抑制

出力
＜身体反応＞
ふるえ
立　毛

フィードバック

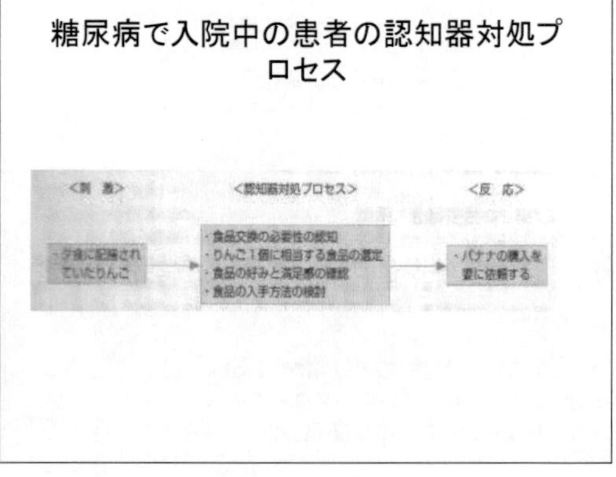

4つの適応様式

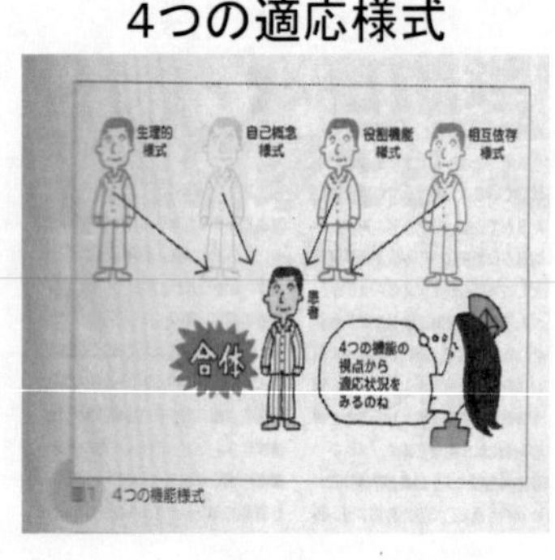

図1　4つの機能様式

4つの適応様式―生理的様式―

- 生理的適応様式の構成要素

＜5つの基本的ニード＞
1. 酸素化
2. 栄養
3. 排泄
4. 活動と休息
5. 防衛（保護）

＜4つの生理機能＞
6. 感覚
7. 水と電解質
8. 神経機能
9. 内分泌機能

4つの適応様式ー自己概念様式ー

- 自己概念の下位領域と構成要素

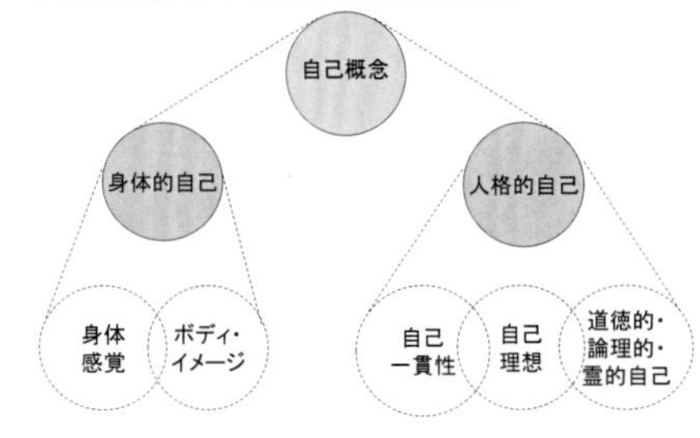

4つの適応様式ー役割り機能様式ー

- 役割の分類とその例

分類	概要	42歳の女性の例
一次的役割	その人の生き方を決定する基本的なもので、現在の発達段階の範囲で年齢と性別によって規定される基本的な役割	・成人の女性
二次的役割	その人の一時的役割と発達段階に応じた課題を達成するために期待される役割で、多様な社会のおける集団との関係から生じる一般的役割	・養護学校の教師 ・妻としての役割 ・母親としての役割
三次的役割	二次的役割に関連していることが多いが、個人が自由に選択し従事する自主的役割	・職場の親の会メンバー ・地区婦人会のメンバー ・登山愛好会のメンバー

4つの適応様式ー役割り機能様式ー

- 役割行動の分類

行動	内容	受験を控えた高校生の例
道具的行動 (instrumental behaviors)	ある目標を成し遂げるために行われる具体的で合理的な行動	塾に通う、大学訪問を行う、志望校について担任や親と相談する、など
表出的行動 (expressive behaviors)	自分の役割りや役割遂行について抱いている感情や態度など情緒的な行動	親に対して反抗的な態度をとる、担任との面談で何も話さない、など

4つの適応様式ー相互依存様式ー

- 相互依存様式と関連行動の関係

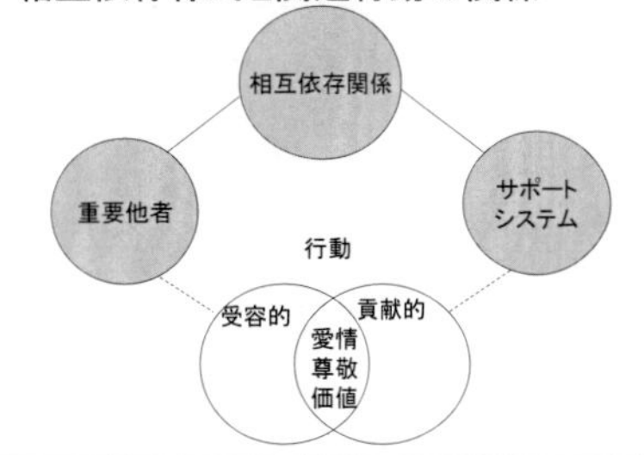

ロイ適応モデルの主要概念の相互関係

参考文献

・ロイ適応モデル　看護過程と記録の実際
小田正枝編集　廣川書店
・ロイ看護モデルを使った看護の実践
松木光子編集　ヌーベルひろかわ
・看護理論家とその業績　第3版
都留伸子監訳　医学書院
・クリニカルスタディ　vol25　№4　2004
看護実践に生きている看護理論
・ロイ適応看護モデル序説
松木光子監訳　へるす出版

資料2）

シスター・カリスタ・ロイの適応モデル

奥田　のり美

1．シスター・カリスタ・ロイの経歴

1939年ロサンゼルスに生まれる。1963年マウント・セント・メリーズ大学で看護学学士号を修得する。1966年UCLAで看護学修士号、社会学修士号、哲学で博士号を修得する。その後、1983年カルフォニア大学で神経科学の研究を行ない、1987年ボストン・カレッジ大学院で教育と研究に従事し、現在に至っている。また、シスター・カリスタ・ロイ（以後ロイとする）は、聖ヨセフ・カロンデレのシスターであり、適応モデルの考え方の根底には、宗教的哲学が反映されている。それはロイ自身がキリスト教的人間観・死生観・価値観を反映して人間の可能性、価値にたいする哲学的信念をもっていると考える。

2．ロイ適応モデルの基本となる前提

1）科学的

⑴　システム論からの適応

ベルタランフィ（1901～1972）理論生物学者の一般システム理論に基づく考えを「適応システム」として人間を叙述するなかで明らかにしている。

「生きている生物体は開放システムであり、構成素材を絶えず外部に与えまた外部から受け取り、システムは絶えず変化しながら定常状態を保ち、相互に関係し合う部分からできたまとまりのある全体」であると述べている。

⑵　適応レベル理論からの適応

ヘルソン（1898～1977）心理学者の適応レベル理論に基づいている。

「適応は刺激の影響を受けた時の内部環境の変化を反映したもので、内的･外的なエネルギーによって生み出される力動的な過程である」と述べている。

2）哲学的

⑴　ヒューマニズム

・創造性：人間は個人であれ集団であれ自分の力で適応に立ち向かっていく存在

・目的性：人間は目的やその人なりの意味付けを持って行動している。

・全体性：人間はひとつのまとまりを持った者として捉える。

・対人関係プロセス：人間は他者との関わりにおいて良好な関係を築こうとする。

⑵　ヴェリティヴィティ

ヴェリティヴィティはロイの造語であり真実という意味であり、人間存在の共通の目的と確

信された人間性の原理に関係していると考えられている。

・社会における人間は、４つの前提を通して描写される。

①人間存在の意義

②人類の目的の普遍性

③共通善のための活動性と創造性

④人生の価値と意味

・社会的存在である人間は、人類の共通善に対して個人および集団の活動性や創造性を活用する責任を持つことを意味する。

３．人間、環境、健康、看護の考え方

１）人間：適応システムとしての人間

・人間は環境と絶えず相互作用し、成長発達していく生物的・心理社会的・霊的存在である。

・人間は刺激に対応するためコントロールプロセスとしての調節器、認知器という二つのサブシステムを持ち、これらの効果器である４つの適応様式により適応的または非効果的反応を示す適応システムである。

・調節器サブシステムは人間が生得的に持っている対処プロセスで、生体に内的・外的刺激がもたらされると神経・化学・内分泌系を通じて、無意識・自動的に作動するものである。

・認知器サブシステムは、学習や経験などによって人間が後天的に獲得するもので、インプットとしての内的・外的刺激に対して知覚による情報処理、学習、判断、情動という４つの認知―情動を介して反応するものである。

・適応システムとしての人間のもう一つの側面は、フィードバック機構である。刺激に対する結果としての行動は、フィードバックにより新たな情報として作用する。

・ロイ適応モデルにおける人間は「内的・外的変化に対して目的的・肯定的に反応する全体的適応システムであって、生理的・物理的様式、自己概念・集団アイデンティティ様式、役割機能様式、相互依存様式という４つの適応様式によって、適応を維持・促進するために働く調節器・認知器サブシステム安定器・変革器サブシステムを持つ」と定義できる。

２）環境

・変化する環境は人間に対して適応的反応を起こすような刺激をする。

・人間の環境を構成する刺激はヘルソンの適応レベル理論に基づいている

・ロイによると環境は、人間を取り巻き、発達や行動に影響を与えるあらゆる状況や境遇や影響物を含んでいる。これらの影響因子は、焦点・関連・残存刺激に分類される。

・焦点刺激は人間の行動に直接的な影響を及ぼすもの

関連刺激は焦点刺激によって引き起こされる行動に影響を与えているすべての刺激

残存刺激はその影響について明確に立証できない刺激としている。

3）健康

人間というシステムの目標（生存、成長、生殖、成熟）を達成する事である。ロイ適応モデルにおける健康は、環境の変化と適応システムである人間の相互作用を反映するもので、人間の行動の目標であるとともに適応的な有機体としての能力を指している。

4）看護

看護の目標とは4つの適応様式それぞれの適応を促進することで、それによってその人の健康や生活の質、あるいは尊厳ある死に対して寄与する事である。人間と環境の相互作用を高める事が看護師の役割である。4つの適応様式とは生理的適応様式、自己概念様式、役割機能様式、相互依存様式である。

・生理的適応様式の構成要素は5つの基本ニード（酸素化、栄養、排泄、活動と休息、防御）と4つの生理機能（感覚、水と電解質、神経機能、内分泌）である。

・自己概念様式はロイ適応モデルが示した3つの心理社会的様式の中の一つで、刺激に対して人間が精神的統合性を維持しようとするときにどのように反応するかに関連し、人間の心理的・霊的側面に焦点をあてるものである。自己概念はその人がある時点で抱いている自分自身についての考えや感じ方が合成されたものである。身体的自己と人格的自己がある。

・役割機能様式はロイ適応看護論が提示した社会的適応様式の一つであり、人が社会の中で占める役割に焦点を当てる。人は自分が所属する集団の中で何らかの立場や役割を持ち、他の人々と関わり合っている。この様式はその人が社会の中でどのような役割を持ち、それによってその人の生活や行動がどのように影響されているかに関連する。

・相互依存様式も、社会的適応様式の一つで、愛情や尊敬、価値を対人関係の中で与えたり与えられたりする相互関係に焦点を当てる。この様式の基礎にあるのは愛情充足ニードである。ロイ適応モデルでは、個人のための相互依存様式の主要な要素として、重要他者とサポートシステムを取り上げている。重要他者とは、その人にとって最も意味のある重要な人である。臨床ではキーパーソンと言われている。サポートシステムは、その人の相互依存ニードの充足を促進する人々やグループ等全てである。社会資源もその一つと考える。

・4つの適応様式はお互いに重なり合ったもので、各々の様式は相互に関係しながら一つのまとまりをつくっている。この関係の中である様式が他の様式に影響を与たり、刺激として働く事がある。また、ある一つの刺激が様式に影響を与える事もあるし、特定の行動が複数の様式の適応を表す事もある.

・この様な4つの様式間の複雑な関係は、ロイ適応看護論におけるシステムとしての人間の全体的特性そのものを示す。

4．ロイ適応モデルに基づく看護過程

看護過程とは、データを収集し、問題を明らかにして、アプローチを選択、実行した後、結果と

して健康を促進し、生命の質を高め、尊厳ある死を目指したケアを行なう事ができたかどうかについて目標に基づいて評価することである。

ロイの適応モデルによると、その看護過程の問題解決には６つの段階がある。

・第一段階は行動のアセスメントである。対象の行動に関する情報を４つの適応様式にそって集め、その行動を分析し、適応行動か非効果的行動かを仮に解釈・判断する。

・第二段階は刺激のアセスメントである。行動のアセスメントで明らかにされた考慮すべき行動に影響を及ぼしている因子を確認する。焦点刺激・関連刺激・残存刺激に分類する。

・第三段階は看護診断である。アセスメントの結論として、対象の適応状態または非効果的行動を影響因子とともに記述する。

・第四段階は目標設定である。看護援助によって期待される成果（行動）を明確に記述する。

・第五段階は看護介入である。目標達成のために看護師が援助する方法を選択し実施する。

・第六段階は評価である。目標として対象の行動に関する看護介入の効果を判定する。

５．実践でのロイ適応モデル

看護基礎教育でロイ適応看護モデルを使い、看護過程をおこなっている。一般に看護理論が実践となかなか結びつかず、概念レベルの理解にとどまっているのに対し、具体的展開を可能にしていると考える。ロイ適応モデルを使い、情報を収集しカテゴリーに振り分け、アセスメントを詳細に行ない、刺激を明確にすることは、対象のニードを反映した個別的な援助を確実に行なうという目的を果たす事ができると考える。しかし、看護診断までに要する時間がかかってしまい、今対象に起きている状態に対して、診断名を用いた看護の展開に至らないことが多い。それと、個人のアセスメント能力により看護診断および介入に相違が生じるという問題もある。

生理的機能様式の内容は他の理論家達とあまり相違はないと考える。しかし、ロイの主張する自己概念様式をアセスメントツールに使えば、精神心理面のアセスメントが容易になると考える。自己概念を理解する事は「私は何者か？」を理解する事であり、その人が自己をどう捉え、行動にどのように影響していくかが解る。ロイの自己概念様式は、学問として研究された多くの理論を取り入れる事で、今まで抽象的な表現しかできなかった心理面の分析を可能にしたと考える。例えば、意識のない人を受け持った場合にはこの自己概念の情報は本人から収集することができない。しかし、乳房を切断した人、人工関節の手術を受けた人、人工肛門を造設した人、何らかの教育を必要とする人などには、この自己概念は重要概念と考える。ロイ適応モデルは、このように全ての対象に用いることはできないが、人間を全体的にとらえ、心理社会面を抽象的でなく具体的にすることができるため、看護実践には適していると考える。

資料３）

臨地実習での活用

１．患者情報

Ａさん60歳男性。妻と娘（犬）の３人暮らし。２～３年前の健康診断で血圧が高めと言われた。自宅でトイレに行った後、いびきをかいて倒れているところを妻が発見した。その後、呼吸をしなくなった。救急車が到着するまで、妻が心臓マッサージを施行する。病院到着後、気管内挿管、DC施行され心拍再開し、ICU入室となる。

入院10日目、自発呼吸認めたが呼吸状態が安定しないため気管切開術施行。その後、呼吸状態安定してきた。血圧は160～180mmHgと高めで経過する。低酸素脳症の診断がされた。脳幹機能は保持し、開眼・体動は認められた。

入院後14日目に学生がＡ氏を受け持つ。Ａ氏は体位変換、オムツ交換、マウスケア等の処置直後の血圧は180～200mmHgまで上昇を認めた。しかし、受け持ち10日を過ぎた頃から、血圧変動は見られなくなった。

２．看護の方向性・実際

【語句の説明】

Ｉ：ineffective非効果的行動

F)：focal stimuli 焦点刺激　　C)：residual stimuli 残存刺激

適応様式：酸素化

Ｉ：自己にて喀痰を喀出できない

F）粘稠度が高い

F）脳症による咳嗽反射の低下

C）気管切開を行っている

適応様式：防御

Ｉ：臀部に発赤の危険がある

F）同一体位による局所への圧迫

F）発汗、オムツによる浸潤

F）長期臥床による筋力低下、体脂肪の低下

F）自分では体動できない

Ｉ：口腔内が不潔

F）唾液分泌の低下

F）分泌物の貯留

C）自ら口腔ケアができない

C）気管切開をしている

適応様式：相互依存

・妻は毎日来院し、患者によく話かけている。「あー」でも声を出してほしい。この状態からの回復は難しいとこともわかっている。

・今後どうなるのかを考えることより、今の状態が少しでも良くなってほしいという思いが強い。

・妻は「A氏にできることはないか」学生によく話しかけている。

自己にて喀痰を喀出できないに対して、吸入を的確に行い、喀痰喀出ができないときは吸引を行った。

臀部の発赤の危険があるに対して、時間を決め体位変換を行った。おむつを装着しているため、毎日陰部洗浄を行い陰部の清潔の保持につとめた。

口腔内が不潔に対しては、マウスケアを（２回／日勤）行い、舌苔等口腔内の観察を行った。学生が受け持って３週目、Aは学生の声で開眼するようになった。マウスケアに関して、１週目、２週目は開口するのに苦労していた。しかし、学生はA氏への声かけと「奥歯のところを触ったら、口を開けてくれる」とA氏の状態（癖）を誰よりもわかっていた。

３．評価

A氏が呼吸器合併症、褥瘡を発症しないために看護計画を立案し実施した。

学生が最も大切にしたのは、相互依存様式である。学生は「奥さんのために少しでもA氏の反応があればいいと思っていた。入院前のA氏は、キレイ好きな性格、虫歯は全くなく歯を大切にしていた、と聞いていたので、清潔面はいつも気を配っていた。少しの反応でも妻と一緒に共有したい」という気持ちであった。

A氏とは言語的コミュニケーションは取れないが、重要他者である妻での関係性を大切に、元気な頃のA氏の情報も妻から得て、妻の想いを共有できた。

その結果、妻の思いを受け止め、妻とともに清拭、マウスケア、寝衣交換、体位変換等、行うことができた。

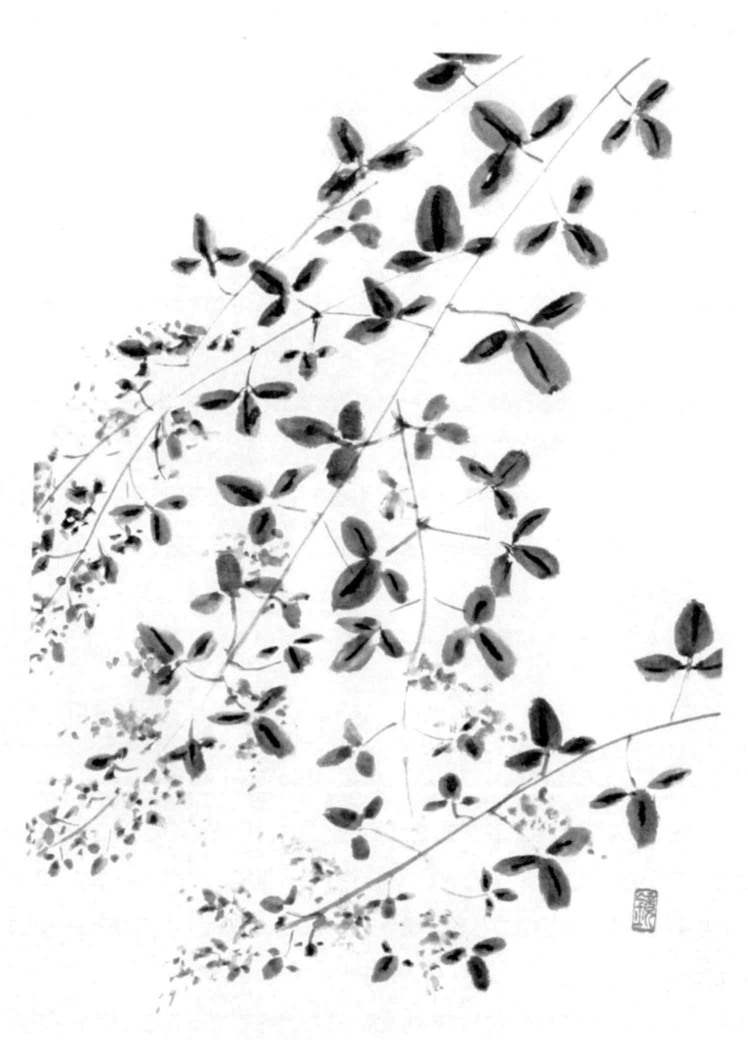

第4部

「看護理論」のプレゼンテーションの実際

1．フェイ・グレン・アブデラ

漆野　裕子

フェイ・グレン・アブデラ

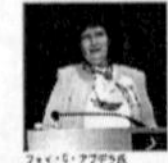

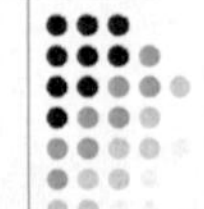

漆野裕子

アブデラのプロフィール

・資料1参照

アブデラは1949年から1989年にいたる40年間を米国連邦政府の合衆国公衆衛生局（USPHS）において行政官として活躍した優秀な看護師でした。

合衆国公衆衛生局に勤務する以前の現場での経験としては、スタッフナース、ヘッドナース、パブリックヘルスナースなどがあり、またエール大学、コロンビア大学の教員であり、かつ研究者であり、自著論文および著作は150点を上回ります。

また、看護専門職発展への寄与貢献に対する連邦看護サービス褒章をはじめ、79以上に及ぶ賞を受けています。

理論開発の源泉

アブデラは、看護が専門職としての地位を獲得することを拒んでいる最大の要因の一つは、看護独自の科学的知識体系の欠如であると考えた。

1954年の「小規模病院における臨床資源の評価」の研究
→1700名以上の患者の医学的診断に基づき、基本的な看護問題として58のカテゴリーを抽出。

58のカテゴリーは、1955年には、NLN（全米看護連盟）認定の看護大学40校の教員によって検討され、21の看護問題に集約。

これらの成果をまとめたものが「Patient-Centered Approaches to Nursing(邦題「患者中心の看護」)」として1960年に発表される。

その後、看護教育では患者について何をどのように教えるかを検討するための関連資料の整備をはかろうとした小委員会が設けられ、これが、アブデラによる研究グループとして発展。小委員会は、委員会の目標達成のためには、3つの障害があるとした。

①看護の定義がこれまではっきりしないこと
②看護教育原理についての新しい考え方は芽生えているが、実践には移されていないこと
③看護教育に関する現行の教育課程は、患者中心ではないこと

このため、障害を打ち破る努力が、臨床からの基礎資料の提供や看護大学の教員による調査活動などにより続けられた。
このように、「21の看護問題」は、患者中心の看護をするために、看護（特に看護教育）はどうあったらよいのかの課題探究から生まれた。

主な概念と定義
（看護）

個人と家族に対するサービスであるがゆえに、社会に対する、サービスとなのである。
これは、芸術と科学に基礎づけられた個々の看護師の態度、知的能力、技術的能力を、病人、健康人を問わず、人の健康問題を援助するように活かし、そしてそれは一般的、特殊的な医療方針のもとで遂行される。
このような定義は、看護というものをテクノロジー（科学技術）の中で考えたものである。

①患者の看護問題を認識する。
②関連のある看護原理に照らして、とるべき適切な業務の位置づけをする。
③個々人の全般的ニードをたえず注意する。
④苦痛や不快を除き、各人の安全性を早く確保するため、たえず注意をする。
⑤総合的看護計画を、個々のニードにあうように調節する。
⑥心身の健全な状態を獲得または維持するために、各人がさらに自己統制できるようにする。
⑦看護補助要員や家族を教育して、各人が自分でできる範囲のことは自分でできるようにする。
⑧各人が、自分の限界に従わせ、感情的問題を調整できるようにする。
⑨地方的、全国的、国際的水準に照らして、最高の健康を実現するよう、関連業務と協同して仕事をする。
⑩看護技術の改善と、国民の健康上の関心に応えうる新技術の開発のために、たえず評価、探究を続ける。

（看護問題）

「患者がもつ看護問題とは、患者や家族が直面している状態のうち、看護師が自己の専門的機能を働かせることで、彼らがそれに対処するよう援助可能なものをさす。」

顕在的問題：患者や家族が直面していることが明白にみてとれる状態のうち、看護師が専門的機能を働かせることで、彼らがそれに対処できるよう援助可能なもの

潜在的問題：患者や家族が直面していながらそのことが明らかになっている状態のうち、看護師が専門的機能を働かせることで、彼らがそれに対処できるよう援助可能なもの

顕在的ニードは直接に観察することが可能であるが、潜在的ニードをとらえるには、コミュニケーション技能と患者の相互作用展開の能力が必要。

≪事例≫

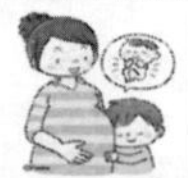

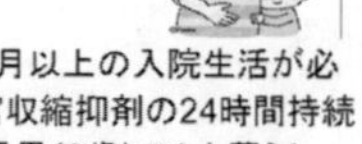

切迫早産の診断で少なくとも2か月以上の入院生活が必要と説明され入院した妊婦。子宮収縮抑剤の24時間持続点滴が必要である。家族は夫と長男（3歳）の3人暮らし。

顕在的問題：不規則な子宮収縮による子宮頸管長の短縮
子宮収縮抑制剤使用による副作用の出現

潜在的問題：入院中の家族、特に長男への心配や不安
手を動かすことで点滴がもれてしまうのではないかと不安に思い、必要以上に上肢の動きを制限してしまう・・など

（問題解決）

問題解決とは、顕在的あるいは潜在的な看護問題を明確化し、解釈・分析し、それらを解決するための適切な方策を選択する過程である。

・看護師が専門職として最善のケアを提供するためには、問題解決能力が必要である。
・問題解決の過程は、看護過程の諸段階に類似しており、問題の明確化、データの収集、仮設の立案・検証・修正、という手続きからなっている。
・問題解決の過程が適切に展開されないと、患者は質の高い看護ケアを受けることができない。

21の看護問題（資料2参照）

第一段階としての30の総合病院をサンプルとし、患者のタイプの分類、看護問題の分類を整理し、看護問題を58のグループに要約した。

第二段階では、看護問題の顕在、潜在に焦点を当て、看護師が看護問題を把握する方法からまとめていった。

第三段階では、アメリカ看護連盟と協力して、看護問題を精選、集約し21の看護問題を示した。
これらの段階を踏んで、最終的には次のようになった。

第一グループ：このグループの看護問題は、すべての患者が必要とする基礎的なものである。
顕在的な場合も、潜在的な場合もある。

①個人の衛生と身体的安楽の保持
②適切な運動、休息、睡眠の調整
③事故、障害を防止し、病気の感染予防をとおして行う安全策の促進
④良好な身体機能を保持しと、機能障害の防止と矯正

第二グループ：生命を保持するために欠くことのできない、生理的過程の正常あるいは障害に関連する。
通常は顕在的。

⑤身体各部細胞への酸素供給の保持と促進
⑥身体各部細胞への栄養供給の保持と促進
⑦排泄の円滑をはかる
⑧体液および電解質のバランスの保持と促進
⑨身体の病気に対する生理的反応（病理的、生理的、代償的）の理解
⑩身体の円滑な機構組織と機能の保持増進
⑪身体の感覚的機能の保持と増進

第三グループ：情緒的あるいは対人間関係的な問題が含まれる。
通常は潜在的。

⑫有形、無形の医師の表現、感情、反応の認識と理解
⑬臓器疾患と情緒の相互関連性の確認と理解
⑭有効的な、有言、無言の意思疎通の理解と努力
⑮建設的な人間関係の発展と努力
⑯個人の精神的目標達成を促す努力
⑰よき医療関係の創造と維持
⑱肉体的、情緒的、発展的ニードの多様性をもった個人としての自己を認めさせる

第四グループ：個人的なものと社会学的、地域社会的問題が含まれたもの。
顕在的な場合も、潜在的な問題もある。

⑲肉体的、情緒的の制約内での最大可能な目標を理解させる
⑳疾病からくる諸問題の助けとして、社会資源の活用を行う
㉑病気の原因を起こす要素としての、社会問題を理解する。

同時期に活躍したヘンダーソンは、著書『Basic Principles of Nursing Care』（邦訳『看護の基本となるもの』）のなかで、14項目をあげている。
ヘンダーソンとアブデラは、お互いに相手の看護理論に影響を受けたと述べている。両者は影響しあうことによって看護理論をお互いに発展させたことになる。
ヘンダーソンとアブデラの理論における相違点は、ヘンダーソンの項目は患者の行動について書かれてあるが、アブデラの問題点は患者を中心としたサービスという視点からあげられており、患者のニードを決定するときに用いることができ、さらに看護技術のリストも示している点にある。

ライト州立大学看護理論検討グループは、心理学者マズローとヘンダーソン、そしてアブデラと、ニード階層の比較を行っている。（資料3参照）
そのうえで、以下の点を指摘した。

- ヘンダーソンの項目内容は生理学的要素が中心であり、アブデラは心理的、社会的領域にも及んであげられている。
- 両者ともマズローのいう「自己実現のニード」を満たすものがないが、両者の看護要素が満たされることによってはじめて、患者は自己実現に向かうことになるだろう。

- ⑯、⑱、⑲、⑳を「自己実現のニード」と考えてもよいのでは。

患者のニードと看護

アブデラは研究の結果、患者は肉体的、精神的に損なわれた状態で入院すると仮定した。そして、患者のニードに応じた看護を次のように定義している。

★用語★

・自助能力・・自己のニードを満たすことのできる個人の能力

・損傷状態・・人の身体に対する損傷が、個人のニードを満たすことのできる能力を制限するもので、外傷、疾病、不具、不全などの結果生じる。

①扶助的看護

・損傷状態の結果から自助能力が減退したり、自分自身のニードを満足させることができなくなったりした時に、自助能力が増加するように促す看護。

・患者は、生存に必要不可欠なニードを満足させることができないとき、患者の自助能力は減退し、自分を支えてくれる看護を要求する。

・たとえば、体液や電解質のバランスを良好に保つことができない、必要な栄養を取ることができないといった状態。

・このニードに対して提供されるのが、扶助的看護であり、酸素や食事、排せつといった患者の本質的なニードにこたえる看護である。

②治療的看護

・ニードが自助能力の損傷状態に起因するため、部分的に損傷状態をなくすか、戻すことによって回復を促す看護。

・患者は、損傷を受けた時、自助能力が回復に向くような看護を要求する。

・例えば、外科的治療を受けた場合など。

・このニードに提供させる看護は、治療的看護あるいは療養的看護と言える。

・患者の損傷を正常な状態に戻すことに力をかす看護。

③回復的看護

・患者の看護に対するすべてのニードが最小限になるように、支援する看護。

・患者は、自助能力を回復させたり、損傷による不自由さのなかで自助能力を発揮していく必要があるときに、それを支援するような看護を要求する。

・例えば、手術によって胃の摘出を受けた患者が、必要な栄養をとり、水分や電解質のバランスを保つために、少量ずつ、頻回に食事をとることを覚えることを言う。

・患者が新しい目標をつかみ、新しい自助能力でやっていくことを知るように援助するので、リハビリテーション的看護ともいえる。

④予防的看護

・損傷状態がおこると懸念されるとき、それを防ぐための看護を言う。

・患者は、今まで以上に自分自身に自助能力を身に着ける必要があるとき、自助能力を高めるような看護を要求する。

・例えば、手術の前に腹式呼吸の方法を身につける、効果的な痰の出し方を身につける、腰の慢性的な痛みを持つ患者が、腰に負担をかけないような日常生活の仕方を身につけるといったことである。

・好ましくないことを避け、患者の自助能力を高めるようにする。

・予防的看護は患者の自助能力を正常の状態から、さらにプラスの状態へ高めるような方向で行われる。

看護理論のメタパラダイム（人間）

アブデラは人間を、身体的・情緒的・社会的ニードをもつものとしてとらえている。
これらのニードには、多くは身体的ニードである顕在的なものと、情緒的・社会的ニードのように潜在的なものがある。
21の看護問題という分類は、患者中心の看護が必要であるという認識から生まれたものであると、アブデラは述べている。
患者は、看護の存在を正当化する唯一のものとされている。

（環境）

環境という概念は、アブデラのモデルのなかでは、ほとんど議論されていないが、唯一、看護問題第17番目で触れている。
患者を取り巻く環境（社会）は、病院だけでなく、家族や地域も含まれている。患者は環境とも相互作用を行う。
また、アブデラは、看護師が患者に対して敵対的あるいは否定的な反応を示すと、その病室の雰囲気自体が敵対的あるいは否定的なものになることがある。と述べている。
このことは、患者は自己の環境と相互作用を営み、環境に反応するものであるが、看護師も患者にとって環境の一部である、ということを示唆している。

（健康）

アブデラが《患者中心の看護》で論じているところによれば、健康とは、病気（illness）と相反する状態である。
しかし、それから数十年後「健康—病気という連続性（wellness-sickness continuum）を構成する一部分として、健康な状態をより重視すべきである」と述べている。
患者中心の看護を行うためには、患者のニードへの全体論的なアプローチを検討する必要があること、また環境の理解が必要であると考えた。

（看護）

看護は、個人と家族に対するサービスである。看護ケアの実施に当たっては問題解決過程を活用する。
看護とは健康—不健康を問わず、人々が自分自身の健康上のニードに対応できるように知識、技術、態度を生かして行うアートであり、サイエンスである と位置づけている。看護問題は、顕在的なものと潜在的なものを見きわめていることが大切である。
また、身体的、感情的、社会的ニード、看護師と患者間の人間関係、患者ケアに共通する要素に分類できる。

理論の限界

・主要な概念間の関係について述べられてはおらず、看護パラダイムの主要な概念間の関係にも言及されていない。

・看護中心の志向性に改善するために、看護問題を多少修正すると、専門的看護の実践に、理論を効果的に活用しうるようになるとの指摘がある。

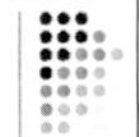

・アブデラは身体的・感情的・社会的な3側面に注目し、身体的な領域だけでなく社会・心理的な領域も含め、バランスのとれた看護問題を掲示した。

・看護問題を正確に把握することで、私たちは偏りのない看護を患者に提供することができる。「21の看護問題」は、いわば看護の指針である。

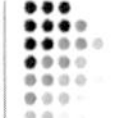

・アブデラは、看護問題には顕在的なものだけではなく、潜在的なものもあるという指摘を投げかけている。私たちは臨床の場で、目に見えないものに大切さについて頭ではよくわかっているものの、見えることだけで患者を判断してしまうことがある。アブデラの理論は、患者の表情や言動の裏に潜む事柄に気を付けなければ、患者が持つ問題を正確に把握することができないことを教えてくれる。

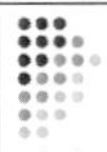

引用・参考文献

1）F.G.Abderllah他著、矢野静香訳『患者中心の看護』医学書院、1963、
2）アン・マリナー—・トメイ他編、都留伸子監訳『看護理論家とその業績（3版）』医学書院、2004
3）城ヶ端初子編『看護理論と私part.2』久美出版、2007
4）城ヶ端初子監修『実践に生かす看護理論19』医学芸術社、2005

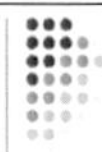

ご清聴ありがとうございました

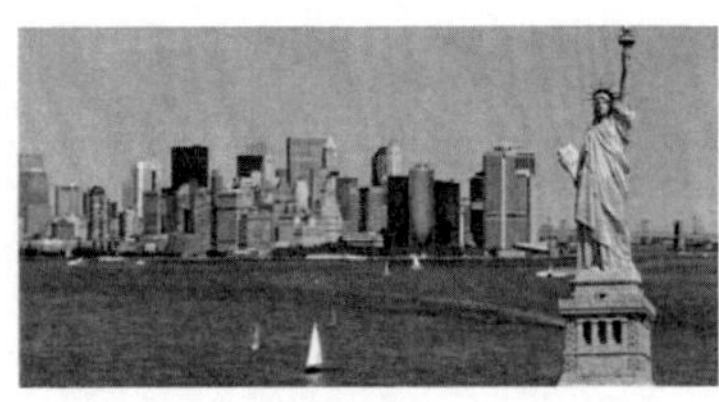

2．アイダ・ジーン・オーランドの看護課程理論　　　松永　雄至

アイダ・ジーン・オーランド 看護過程理論

松永　雄至

- オーランドの生涯
- オーランドの看護理論の特徴
- オーランドのメタパラダイム
- 理論上の主張
- 利点
- 看護教育における貢献

＊オーランドは正しくはオランドウと発音します。

	1926年8月12日生まれ
1947年	ニューヨーク医科大学フラワー5番街病院看護学校を卒業
1951年	セント・ジョンズ大学にて公衆衛生看護の学士号取得
1954年	コロンビア大学ティーチャーズ・カレッジ 精神保健コンサルテーションの修士号取得
	（産科、内科、外科、救急看護部、総合病院のスーパーバイザー、副看護部長、教鞭をとることも）
1954年	エール大学看護部　8年間勤務 準研究員、プロジェクト主任調査研究員
	「基礎カリキュラムにおける精神保健概念の統合」にかかわる
1958年	「The Dynamic Nurse-Patient Relationship: Function,Process and Principles of Professional Nursing Practice」 1冊目の著書を書き上げる。1961年まで発刊されなかった。

1958-1961年	精神保健、精神看護の卒後プログラムの準教授兼部長就任
1962-1972年	マックリーン病院で臨床看護コンサルタントを務める。
1967年	「Psychiatric　Opinion」論文発表
1972年	「The Discipline and Teaching of Nursing Process : An Evaluative Study」2冊目の著書を出版
1972-1981年	コンサルタントとして講演や相談業務に携わり、さらに米国・カナダ全域で彼女の理論について60回の研修会を開いた。
1972-1984年	ハーバード地域保健計画委員
1979-1985年	同委員会の病院委員として活躍
1981年	メトロポリタン・ステイト病院にて看護教師として勤める
1984-87年	様々な管理職をへて、教育・研究担当副看護部長就任
1992年	看護から引退

オーランドの看護理論の特徴

- 患者と看護師との相互関係を強調する。
- 看護過程の重要な諸要素と看護過程における患者の参加がきわめて重要であると明らかにし、強調した。
- 看護を医学から分離し、独立した専門職と考えた。

☆論理的に考える者としての看護師の成長を促した。

理論の源泉

- 理論の開発にあたって依拠した理論的根源は存在しないと述べている。

（参考文献目録はまったく記載されていない）

➡ジョン・デューイの理論やコロンビア大学で協力しあった看護師の同僚や教育者らの考え方との類似性を見出すことができると述べている。

（シュミーディングによれば）

経験的根拠

- 実際の看護師ー患者の状態から理論を作り出した最初の看護師であった。
- 約2000例の看護師ー患者のふれあいの内容を記録した。
- 質的方法を用いた。

看護モデル

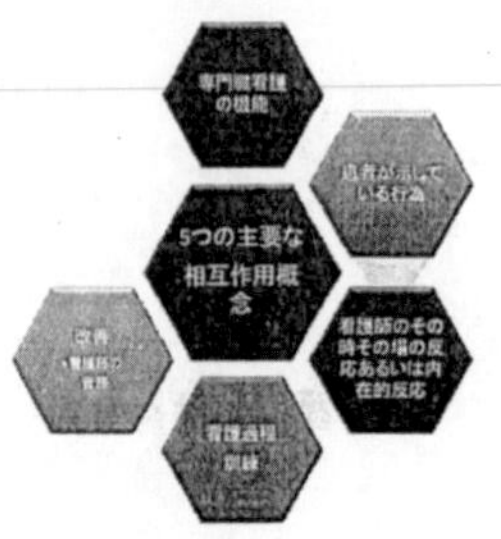

「看護」

- 看護は自律的に機能する確固たる専門職であるべきだということ。
- 看護師は患者の心身の不快さを軽減すべきであり、その不快さを悪化させてはならない。

「人間」

- 人間は言語的、非言語的に行動すると考えている。
- 援助を要するニードをはっきりと表現できない人々に自主的にかかわるべきである。

「健康」

- 健康を定義づけていないが、「心身の不快さからの解放を考え、快適な気持ちと幸福感が健康に寄与する。」としている。

「環境」

- 環境を定義づけていない。

→「患者は、治療や援助のために設けられた環境のどの面に対しても不安・苦悩で反応することがある」ということである。

理論上の主張

- 看護の専門的機能を、患者のその場の援助を要するニードを見出し、それらを満たすこと。
- 看護師のそれらの援助によって、患者の行動がどのように改善されたかに焦点を当てる。
- 看護師-患者関係における看護師による行動プロセスを「看護過程」と呼ばれている。

看護過程という言葉が生まれた

理論上の主張②

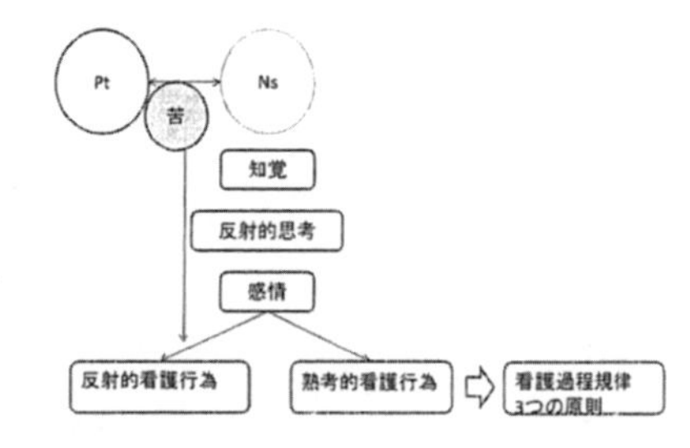

看護過程規律

1　患者の言動に対する自分の反応に含まれるすべての項目をその患者に示す。

2　看護師が患者に言葉で伝える場合、その個人の代名詞を使って、看護師自身の言いたいことであるとはっきり伝える。

3　自分が示したその事柄について患者に問い直し、自分の知覚・思考・あるいは感情を確かめたり、修正したりする。

利点

➡患者の言語的・非言語的行動を観察すれば、看護師は患者の苦悩レベルを確かめるデータをえることができる。

➡看護師は、自分の行為を看護過程の開始時に患者が示した言動と、その過程の終わりに患者示した言語的・非言語的行為を比較することができる。

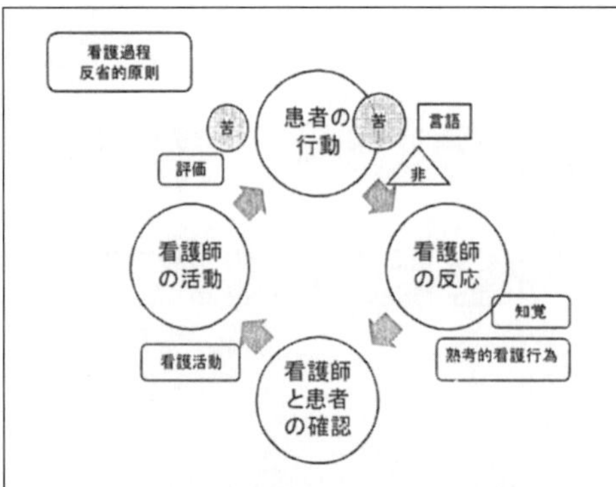

看護教育における貢献

- 看護過程規律が使われているかどうかの自己評価の方法

「プロセスレコード」を開発した。

➡学生が患者へのその時その場の反応をどのように表現すればよいかを学び、それらをどのように修正し、確認していくかを学ぶときに役立つように作られている。

最後に

- 看護過程訓練を効果的に取り入れていけば、患者のケアに患者自身を最大限参加させることが可能である。
- 実践における看護師の言動の研究や、その結果として患者にみられる成果は、看護教育に使用できる貴重な内容であり、さらなる研究を促進させる。
- 看護師が、医学的疾病思考ではなく、むしろ看護をとしての見通しに立って患者をみることができるようにするものである。

参考文献

- マン・マリナー・トメイ　マーサ・レイラ・アリグット, 都留伸子監訳:看護理論家とその業績　第3版,医学書院,2004.
- 城ヶ端初子:実践に生かす看護理論,サイオ出版,2015.
- I.J.オーランド,稲田八重子訳:看護の探究,メヂカルフレンド社,1964.
- 宮尾久子・前畑純子(1987):オーランド理論　「看護の探究」の解釈,産業医科大学医療技術短期大学看護学科,研究報告.

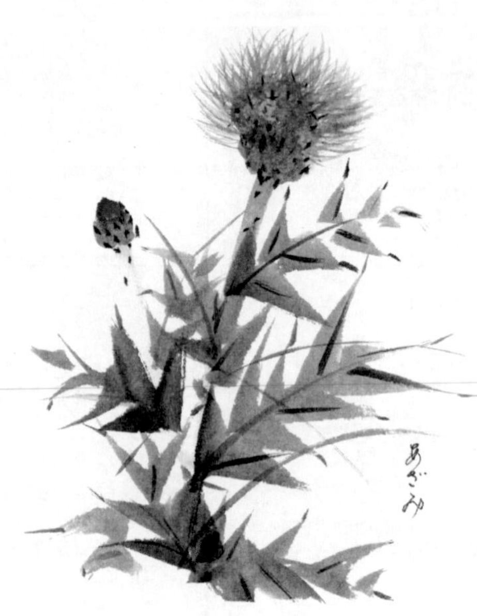

3．パトリシア・ベナー　―初心者から達人へ―　吉永　典子

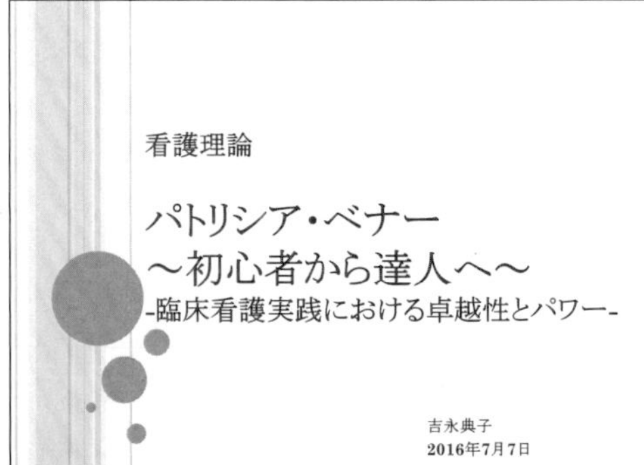
看護理論
パトリシア・ベナー
～初心者から達人へ～
-臨床看護実践における卓越性とパワー-
吉永典子
2016年7月7日

選択理由

- 昨年度　自病院看護部、教育委員長

当院　クリニカルラダー → ラダーレベル3の看護職員が多い → ラダーレベル3の研修が少ない

看護の質保障ができるのか？

クリニカルラダー制度の基盤→パトリシア・ベナー

パトリシア・ベナーさんってどんな人？

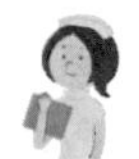

- 生年月日不明　アメリカ　バージニア州ハンプソンで誕生
- 小学校時代はカリフォルニア州
- 1964年　ロサンゼルス　パサデナ大学で看護学専攻し学士号取得
- 1970年　カリフォルニア大学サンフランシスコ校の看護学部で内科・外科看護を専攻し修士号取得
- 1982年　同大学バークレイ校でラザルスの研究助手を務めながら　教育学部でストレスコーピングを専攻し

博士号取得

パトリシア・ベナーさんってどんな人？

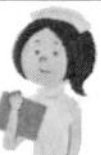

- 実務経験では心臓ケア病棟で2年間のスタッフナース後主任。その後、集中治療室や急性期の看護ケア、訪問看護にも携わった経験がある。
- 1982年　教授になる
- 2011年に横浜と京都で講演。2015年にも京都で講演
- アメリカン・ジャーナル・オブ・ナーシング（AJN）による書籍大賞を2度受賞

1984年『From Novice to Expert:Excellence and Power in Clinical Nursing Practice』（『ベナー看護論　達人看護師の卓越性とパワー』）

1989年『The Primacy of Caring:Stress and Coping in Health and Illness』（『現象学的人間論』）

理論を書く時に材料にしたもの
A 「実践的知識」と「理論的知識」

- 「実践的知識」＝「ノウハウ（know-how）」
  自分の身体の感覚としてつかんだ知識
  「慣れ」「コツをつかむ」
  （自転車が乗れるようになる）
- 「理論的知識」
  頭で理解する知識
  （自転車の仕組みを頭で理解する）
- T・クーン（哲学者）やM・ポラニー（科学者・哲学者）
  「それを知っている（理論的知識）」
  「その方法を知っている（実践的知識）」
- 看護実践においては「理論的知識」だけではなく、「実践的知識」も重視する必要がある

理論を書く時に材料にしたもの
B 技能習得に関するドレファイスモデル

- ドレファイスの技能習得モデルを応用
- 哲学者の兄：H・L・ドレファイスと数学者の弟：S・E・ドレファイスにより開発
- 航空機パイロットやチェスプレーヤーがどのように技能を獲得していくのか、そのプロセスを明らかにしたもの
- ドレファイスモデルの重要な前提は、経験と熟練によって技能は変化する
- 技能習得プロセスは、その人の能力が向上するにつれて、どのように課題を理解するのか、あるいはどのようにして意思決定をするようになるか説明するもの

看護理論の骨格部分
A 初心者から達人へ

①初心者（novice）②新人（advanced beginner）③一人前（competent）④中堅（proficient）⑤達人（expert）

～熟練した技能を習得するための3つのポイント～

- 経験に基づいて状況に対応できる
→自己の体験から学ぼうとする姿勢が大切
- 状況を丸ごととらえる
→差し迫った状況の中で直感が働くこと
- 状況に自分を巻き込む
→客観的に患者をみるのでなく、患者の体験していることに寄り添い理解しようとすること

看護理論の骨格部分
A 初心者から達人へ

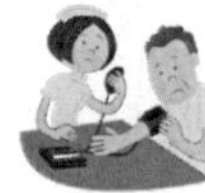

- **①初心者**

・看護学生やいままで経験したことのない領域で、初めてケアする看護師のこと。
・今までに経験したことが無くても、ガイドラインがあればその通りに行動できる。
・その場で一体何を優先すべきかということまで判断することは難しく、状況に対応することができない段階

- **②新人**

・新卒看護師のことで、初心者に比べ、柔軟に対応して指導者に指摘されればその通りのケアができる。
・かろうじて業務をこなすことができる
・直面する状況に応じて自分で優先順位を決めたり、省いてもよいところを省略したりすることまで要求されると、能力を超えるためやり遂げることができない

看護理論の骨格部分
A 初心者から達人へ

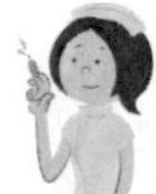

○ **③一人前**

・同じ領域で2～3年の臨床経験がある看護師

・今の状況や将来の予測を立て、優先順位を考えながら目標や計画を立てることができる。

・効率的で、偶発的な出来事に対処して管理する能力を持っている

・やや生意気で、知ったかぶりをすることがある

○ **④中堅**

・同じような場所で3～5年の経験を積んだ人で、何かと便りにされるベテラン看護師。すべてがなれるわけではない

・患者の状況を部分的でなく、全体としてとらえられる

・いろいろな側面をみて、その状況において重要か否かをすぐに判断できる。「何か変だ」とその兆候を察知する

看護理論の骨格部分
A 初心者から達人へ

・中堅・達人は、豊富な経験に基づいて**格率**(maxim)を使う

格率・・・熟練した実践行為に関する簡潔な記述。

経験を積んだ人にしかわからないような独特な表現でコミュニケーションを図る。

○ **⑤達人**

・臨床経験があってもすべての人が達人になれるわけではない

・状況を理解して適切な行動をとる時に特徴や原則、ガイドラインに頼ることなく、直感的に判断することができる。

・判断する際に、過去の経験や認識に基づき、正確に狙いをつけることができる

7領域と31の看護能力

現実の患者ケアの実践を明らかにするために、看護場面の観察や面接を通して、熟練した看護実践を表現

7つの領域	31の看護能力 「実践に生かす看護理論」 P204～205
a.援助役割	看護師は、患者に対して義務的・契約的な関わりでなく、十分な心使いや患者に寄り添うこと、傾聴することで癒しを与えている
b.指導/手ほどきの機能	単に情報を提供するだけでなく、説明や指導、コミュニケーションを通して患者の新たな可能性を提示していく
c.診断機能とモニタリング機能	ほとんどの時間を患者とともに過ごす看護師は、診断と患者モニタリング機能を通して最初の手がかりをつかむ
d.急速に変化する状況における効果的な管理	緊急事態に十分な任務を果たせるよう、看護師はいろいろな専門家達と機能を調整する
e.治療的介入と療法を施行し、モニタリングする	最新の複雑な治療法の介入やケアを行う際、看護師は無意識の中でその人にあったケア方法を見つけ出す
f.質の高いヘルスケア実践をモニタリングし、保障する	看護師は、患者の側にいてチームメンバーの調整を行い、ミスを防ぎ、質の高いケアを提供する
g..組織化の能力と仕事役割能力	看護師の人員不足の場合でも、チームメンバー間での調整やチームワークをもち、お互い助け合う能力を必要とする

看護理論のメタパラダイム

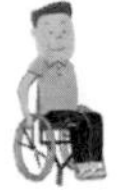

○ **①人間**

・人間は「自己解釈する存在」

・人間というのは特定の状況(病気になった時など)の意味はどのようなものなのか解釈している

○ **②環境(状況)**

・「環境」の下位の概念として「状況(situation)」という言葉を使用

・状況：人に影響を与えている

・環境：囲まれた部分で、そこに人間がいる場合もあればいない場合もある

看護理論のメタパラダイム

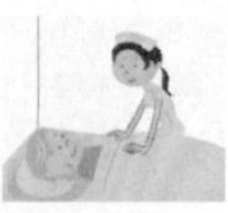

○ **③看護**

・「看護は『気遣い』(caring)である」

・気遣い：人が何らかの出来事や他者、計画、物事を大事に思う事

巻き込まれ関与していること

・気遣うということは、信頼関係を作り出し、患者に信頼関係のある条件下でケアすることによって初めて、提供されたケアが受け入れられることになる

・気遣い＝ケアリング

看護で最も大切であり、なくてはならないもの

看護理論のメタパラダイム

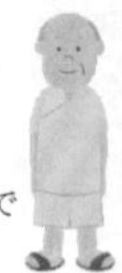

○ **④健康**

・健康とは「単に疾患や病気ではない状態だというわけではない」

・病気と疾患は似ているが違ったものである

・疾患とは、細胞・組織レベルの失調であるのに対し、病気は能力や機能不全といった体験をさす。ヒトは何等かの疾患を持ちながら、自分は病気だとかんじていないことがある。

・健康は、単なる生物としてとらえている部分を指しているのではなく、社会面、精神面も含めた調和のとれた感覚

・「健康」ではなく、「安らぎ(well-being)」という言葉で説明

看護のエクセレンスとパワー
(EXCELLENCE AND POWER)

○ 卓越した看護実践→患者の状態を直感的につかみ、判断すること、そして患者に傾倒して状況に巻き込まれるという特徴

○ 看護師が発揮するパワー

①変容させるパワー(transformative power)

②統合的な思いやり(integrative power)

③代弁するパワー(advocacy power)

④治癒を促すパワー

⑤関与と肯定のパワー(healing participative affirmative power)

⑥問題解決(problem solving power)

今後の活用方法

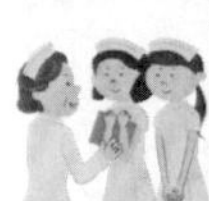

○ 新人教育とスタッフ教育に活用(段階に沿って)

新人・初心者：臨床現場での支援が必要

一人前：シミュレーション

中堅：帰納的に教える(臨床状況を材料)

達人：ナラティブ

○ 看護師・看護学生ができるだけ卓越した実践を体験できる環境づくり(達人の技の言語化はむずかしい)

⬇ PNS(パートナーシップ)

お手本を目のあたりにしながらそのスキルを身につける

○ 達人看護師自身、自己の実践が優れているのに当たり前のこととして受け止め過小評価されやすい

⬇

デモンストレーションによる「習うより慣れよ」式に伝える

参考文献

- 城ケ端初子,実践に生かす看護理論,サイオ出版,2015
- 黒田裕子,ケースを通してやさしく学ぶ看護理論　改訂3版,日総研,
- パトリシアベナー著,井部俊子監訳,ベナー看護論　新訳版　初心者から達人へ,医学書院,2005
- アン・マリナー・トメイ、マーサ・レイラ・アリグッド、都留伸子監訳,看護理論家とその業績第3版,医学書院,2014
- 井上智子監訳,ベナー　看護ケアの臨床知　行動しつつ考えること第2版,医学書院,2005

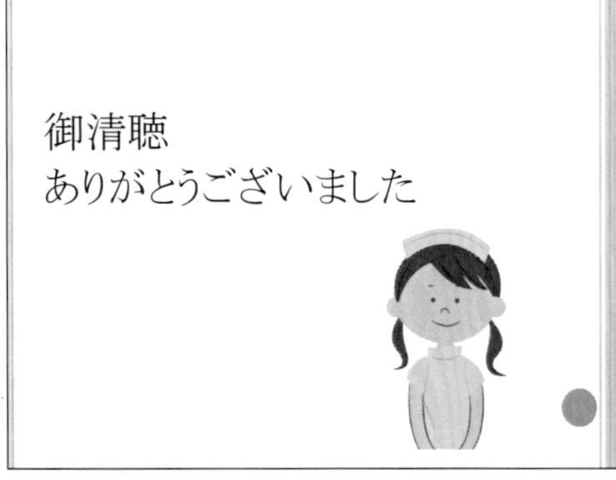
御清聴
ありがとうございました

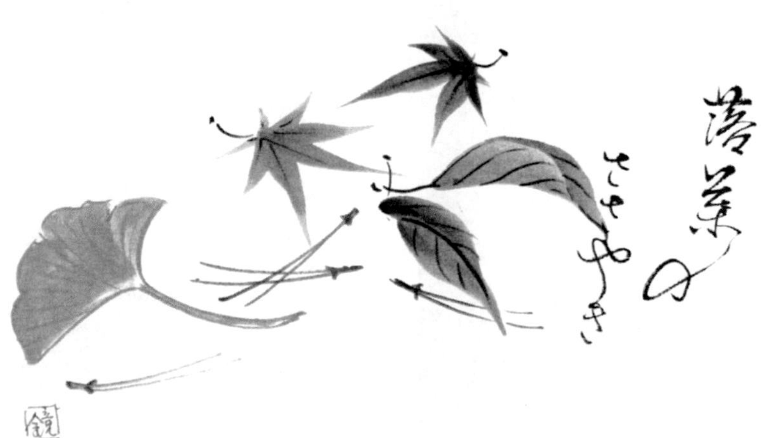
落葉の
ささやき

4．マデリンM・レイニンガー・文化的ケア理論　　齋藤　京子

マデリンM・レイニンガー
文化的ケア理論

齋藤京子

1

理論家紹介

1925年：米国ネブラスカ州クレイ群サットンで生まれる
1９４８年：デンバー市のアンソニー看護学校を卒業
1950年：ベネディクト大学で生物の理学士号取得
1954年：アメリカ・カトリック大学で看護学修士号取得
1965年：ワシントン大学から博士号を贈られる
1966年：コロラド大学で超文化看護学の講座を開き基礎を作った
1978年：レイニンガー看護論出版
1992年：レイニンガー看護理論出版（文化的ケア理論）
2012年：ネブラスカ州オハマの自宅にて87歳の生涯を終える

2

看護理論の発展過程と状況

レイニンガーは1948年に看護学校を卒業

- その時代は世界大戦による看護の質の低下が著しかった。
- 看護学校の病院からの独立や、看護教育の質の向上などが規程される。

（ブラウンレポート）

3

看護理論の発展過程と状況

- 1960年代～

多くの看護理論が開発。看護理論の構築の領域も確実に変化しつつあった。
理論の焦点は問題志向型で看護の役割・機能が中心であったものから看護者の関係（相互作用）に移っていったが、これは、結果ではなく過程（プロセス）で捉える発想。
「看護とは何か」と看護の本質を問う時代へと進む

4

テーマからみた看護理論の推移

- 1960年～ニード論が強調
- 1970年～システムに焦点がうつる
- 1980年～ケア、ケアリングのテーマが増強
- 1990年～ニーズ/問題、相互作用、システムエネルギー分野の4分類に治まりきれない多様さがでてきた

5

移民大国アメリカの現実が文化的ケア理論の出発点

- 優れた臨床看護師であり、優れた看護教育者であった。
- 文化人類学がレイニンガーに大きな影響を与えた。
- 文化人類研究を行い臨床看護に応用しようと考えた。

↓

「文化的ケア理論」

6

子ども達との出会いから

1950年代半ば小児生活指導ホームに勤務
さまざまな国の子どもが入院していた。
遊びや食事、睡眠、コミュニケーション方法などライフスタイルそのものが、子ども達が育った国によって大きく異なる。それに対し、看護師の対応はというと、自分たちが持っている価値観の範囲内での援助しか行えていなかった。

7

つまり…
さまざまな文化的背景をもつ子ども達の個別な求めに対し、看護師として応える事ができていなかった。

↓

文化的背景が、それぞれのライフスタイルの形成に大きな影響がある。

↓

「文化を理解出来ない限り、適切な看護を行う事はできない」

8

大学院に進み文化人類学の研究に進む

文化人類学、社会人類学などを中心に知識を深める。オーストラリアのニューギニア島ガドゥスアップ族の集落で18ヶ月間生活をともにし、欧米人である自分たちが考える健康習慣を比較することで、その違いと共通点を知る。

↓

看護学と文化人類学の融合をすすめていった

9

文化的ケアには異文化間における多様性と共通性がある

「文化的ケア」の定義

「文化的ケアとは、ある特有の文化の人々の間で伝承された価値観や信念、またはライフスタイルのなかで、病人や障害者、死を間近にひかえる人などに援助を行い、支えになることや力を与えること」

10

文化的ケアの目的は対象者の背景を知って行う適切な看護

【多様性】と【普遍性】

- 多様性とは、伝統的な習慣や価値観。宗教観により、異文化間で生じるケアの認識の違いや差のこと。
- 普遍性とは、例えば血を流している人がいたら、止血するというような、どんな文化においても共通、類似するケアのこと。

11

【多様性】と【普遍性】を知ったうえで、看護の対象になる人物および集団が、良好状態を維持し、健康な状態を取り戻せるように、また平穏な死を迎えられるように、援助を行う事が必要

12

民間的ケア

独自の文化のなかで発生したケアや習慣

↓

おばあちゃんの知恵袋的な知識＝　非専門的

↓

当事者たちは健康回復を増進するために意味のある行為だと考えている

13

専門的ケア

文字通り教育機関で学んだ学問としての看護

「民間的ケア」と「専門的ケア」はお互い影響し合う関係、２つの異なるケアを用い、看護は行われるべき。

14

看護行為

１、文化的ケアによる保護

それぞれの文化背景をもつ対象者が、健康を維持し、病気を予防・回復し、平穏な死を迎えられるように援助するための行動や決定

２、文化的ケアにおける適応

それぞれの文化を背景にもつ対象者が、医療従事者や家族などと自身の健康状態や死への準備について話し合い、本人の希望に即した援助をするための行動や決定

３、文化的ケアによる再パターン化

対象者が自分自身のライフスタイルをこれまでとは変更し、改め、文化的に意義のある、また健康維持・増進に役立つ新しい生活パターンを習得できるように援助するための行動や決定

15

サンライズモデル

- レイニンガーは自身の看護理論を図式化で表している。
- 文化的ケア理論」のすべてを表しているわけではない。

「昇る太陽」をイメージ

「民間的システム」「看護ケア」「専門的ケア」の３つの観点から対象者への看護を行い「科学技術」「宗教・哲学」「家族」「ライフスタイル」「政治」「経済」「教育」といった７つの要素を満たす事が出来た時に、「完全な太陽」が完成する。

↓

看護師が目指すべき目標である

16

サンライズモデル

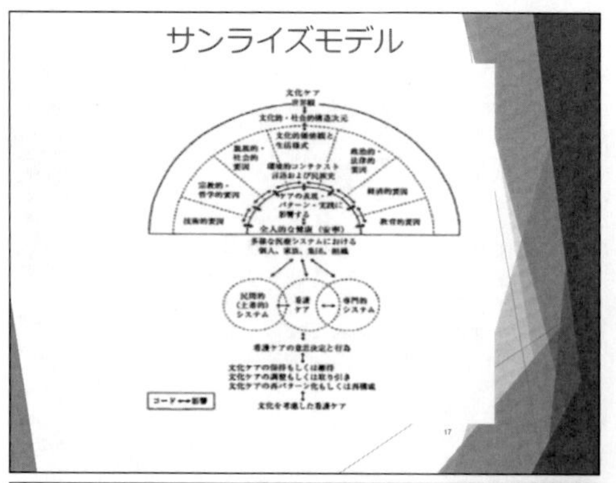

実体験で得られる情報ほど情報価値の高いものはない

教科書的な知識だけでは、文化的背景を知ることは不可能。方法論として「民族看護学」の手法を使う。「看護ケアの信条、価値および実践に関する学問である。この信条・価値・実践は直接的な経験や信条および価値体験をとおして明確に認識されているものである」民族看護学の大きな特徴・メリットとして、研究・調査を行う人間が、直接対象とする文化圏の生活に溶け込み、交流するなどでしか得ることのできない「生きた情報」

イーミックデーター とエティックデータ

- 研究・調査を行った者が、自ら直接経験したり、観察することによって得られた情報
  ↓
  イーミックデーター
- 第3者などの視点を通じて、分析的に得た情報
  ↓
  エティックデーター

両方を比較検討することで総合的に捉える

メタパラダイム

①人間

特に明確な定義づけはない

人間は他者に配慮できる能力をもつ者である。他者のニーズや生存あるいは安楽について気遣う者である。他者のニーズや生存あるいは安楽について気を遣う傾向にある存在。

人間は異なる文化や環境およびニーズに合った多様な方法や普遍的なケアを提供し、ケアリングを行う存在。

②環境（社会）

明確な定義づけはない。環境という言葉ではなく世界観、社会的構造および環境的な表現（出来事、状況、経験の全体的なもの）として示している。文化の概念に密接につながりがある。

③健康

文化的に定義され、関係する価値や慣習も文化的に決定され、実践されるもの。

④看護

看護専門職のケアを受ける人に対して、心理的・心理的文化・社会的に保健行動や疾病の回復・促進を維持することを目指して行う個別的ケアである。それは、この個別的ケアの現象や行動やプロセスに焦点をあてたヒューマンなアートであり、科学であり、学習であり、学習によって習得できるものである。

⑤ケアリング

「ケアリング」は、個人あるいは集団を援助したり、支援したり、能力を高めることをめざして行う行為および活動である。また、「ケアリング」は、教育機関で学習によって得た専門的ケア知識であり、実践技術である

理論と実践

<事例>

- Aさん　８０歳代　女性　心不全　要支援２
- ADL自立　話し好きで人生経験も豊富
- 田舎で一人暮らし
- 訪問看護師2回/週　（入浴介助）
- 子供3人いるが、他県でそれぞれの家庭を築いて
いる。

25

- Aさんは畑仕事が趣味で、訪問すると一緒
に草ひきを20分、その後入浴する。
- 心臓の手術後、入浴に不安が強く、訪問看護に介助希望
- 話好きで、入浴後にお茶を出し、契約時間は1時間未満であるにも関わらずいつも延長する。

26

- 訪問看護の仕事として草ひき20～30分
- 自立してるのにお風呂介助
- 時間にルーズ

「これも看護？ただのお手伝いさんみたい」と違和感を覚える。

？

27

レイニンガーの文化ケア理論を基に事例を振りかえる。

方法：本人との会話を思いだし、印象に残っている言葉を拾い集める

↓

レイニンガー－文化ケア理論（サンライズモデル）

文化的価値、生活様式、言語、環境等から文脈を考える

28

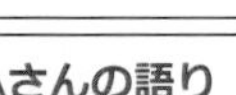

「田舎の土地に興味はないと思っていたが、住んでみると自然な環境と、その土地から筍、ゆず梅、シソ、三つ葉が自然にとれる」（環境

「自分でも少し野菜を作っている、昔学んだ栄養学も役立っている。」（教育的要因）

「シルバーセンターに頼んで刈ってもらってるけど、三つ葉やシソまで刈ってしまうのよ、もったいないじゃない。戦時中は大変だった。」

（経済的要因）（文化的価値

29

「草ひきは一人でしているとやっぱりしんどい、今日、看護師さんが来てくれて少しでも一緒にしてくれると思うと、気持が切り替わる。」

「梅酒や梅干しを作り知り合いに分け、贈ったり贈られたりすることが楽しい」

「土地からの恵みが自分と社会とを繋げている。それができる間は健康だと思っている」

（親族、社会的要因）

Aさんの民間的ケアが見えてくる

30

「頭を洗ってもらうと気持がいいの、なによりの癒し。」

「子ども達も自分たちの所に来たら良いと言うけど、気を使って暮らすのは嫌。自由に暮らすのが私にとって一番の健康、好きな時に寝て、好きな時起きる、どんな格好でも気兼ねもないし、自由がいいの。」

Aさんの民間的ケアが見えてくる

31

「お茶を飲んで行ってちょうだい、私お菓子も大好きなの、一人で食べるより、二人で食べた方がよりおいしいしね。」

「体重は60キロがちょうどいいと思っているそれ以上痩せても太ってもいけない。」

「体重測定もしている。乾布摩擦やラジオ体操も日課」

「身体の事は看護師さんが看てくれてるから安心、お風呂で一人で死んだとか言う話しがあるからそれは嫌。」

Aさんの民間的ケアが見えてくる

32

- 断片的な会話を思いだすと、会話の中にAさんの文化的価値やそこから築き上げた健康法が含まれていたことがわかった。
- いつも話しが長く、同じような会話を繰り返しているだけだと捉え、文脈を理解していないことに気づく。

33

反省も踏まえ…

文化的ケア理論を自分なりに理解し、見えてきた事を確認したいと思い、次の訪問で意図的に聞き、ケアをおこなった。

34

草ひきの時

本人の価値観を確認する会話を意図的にする。

いつもは反対側を向いて、草ひきを黙々とする

Aさんが私の方を向いて話しを弾ませていた。

入浴介助時

本人の気にいる洗髪はどのような感じなのか、丁寧に聞き、そのように近づけた。いつもお礼を言って下さるが、その声に熱がこもっていたように感じた。思いに寄り添うという事ができたようで私も満足であった。やることは一緒のはずであるが、私自身のAさんの捉え方が違うだけで、ケアも違っていると感じた。

35

まとめ

レイニンガー理論は、異文化の人を理解しケアを行っていくことに焦点をあてているが、同じ日本人同士でも年齢や育った環境、時代も違う。文化に影響され価値観が作られるものならば、土台は一緒でも細かく変わってくる。今回文化ケア理論で事例を振り返り、文化的背景からその人の価値がどのように生まれ、民間的ケアへと発展しているのかを知り、それを知ったうえで、私たち専門的ケアと融合していくことが大切であると学んだ。

今後も、理論と実践を学び続けたいと思った。

36

参考文献

1）城ヶ端初子：新訂版　実践に生かす看護理論19
株式会社サイオ出版、2016年11月15日第1版第6刷

2）城ヶ端初子：やさしい看護理論２ケアとケアリング、メディカ出版2010年4月10発行第１版第2刷

3）城ヶ端初子：誰でもわかる看護理論、株式会社サイオ出版
2015年10月25日第1版第1刷発行

37

ご清聴ありがとうございました。

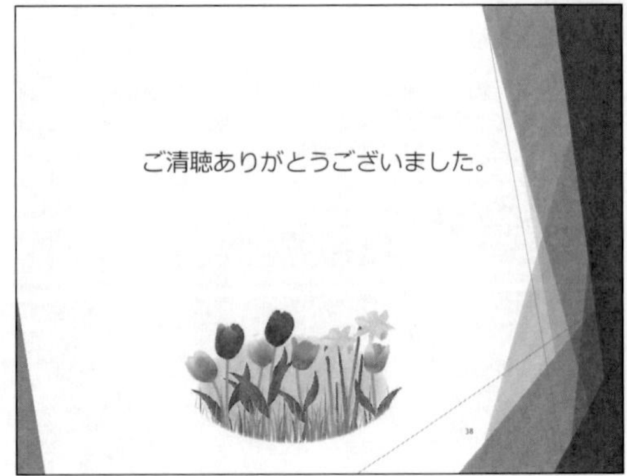

38

5．ベナー看護論　―初心者から達人へ―

田村　聡美

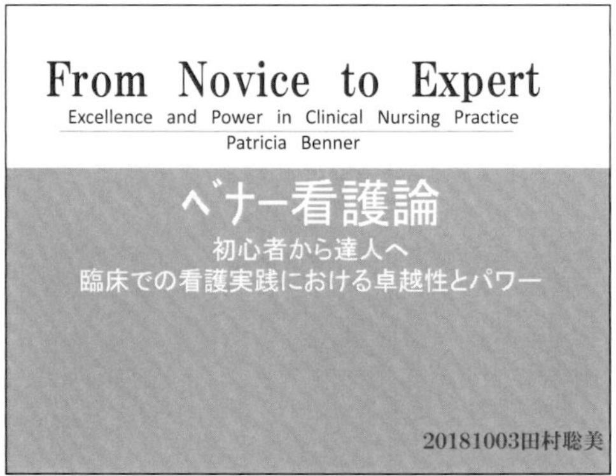

From Novice to Expert
Excellence and Power in Clinical Nursing Practice
Patricia Benner
ベナー看護論
初心者から達人へ
臨床での看護実践における卓越性とパワー
20181003田村聡美

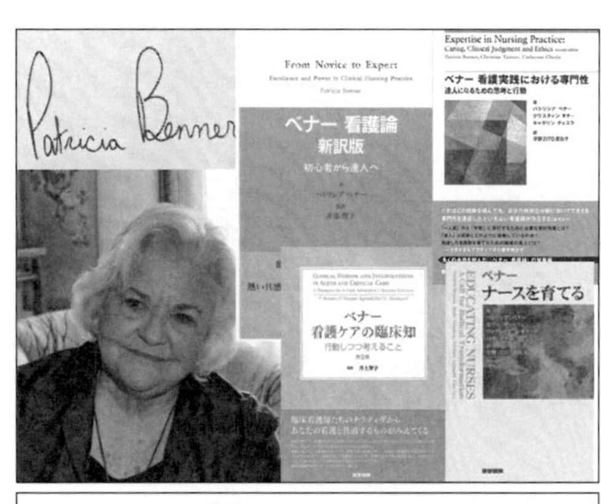

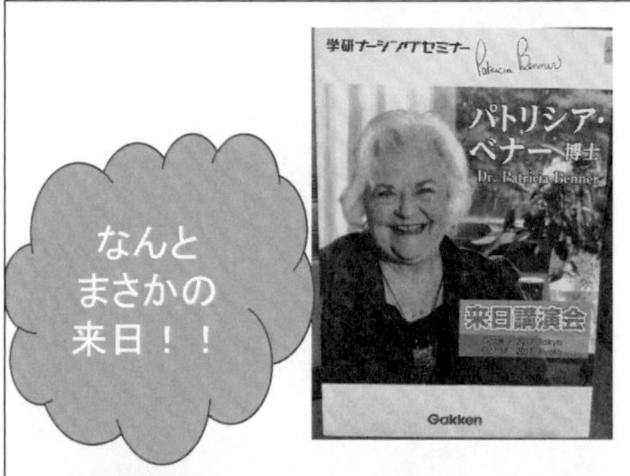

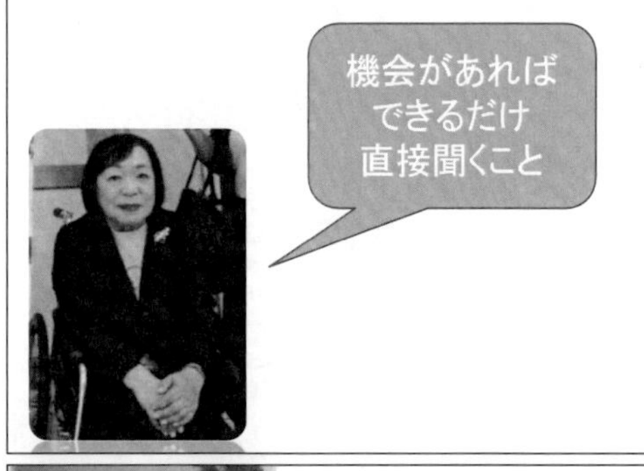

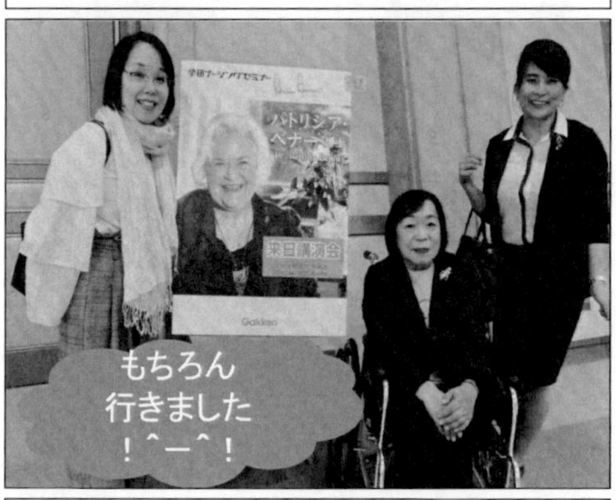

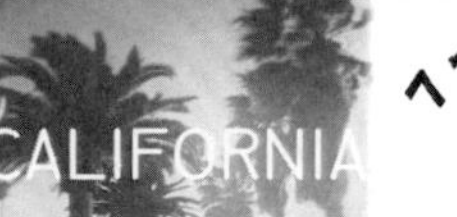

ベナーの経歴

- 生まれ：アメリカ東部ヴァージニア州ハンプソン
- 育ち：アメリカ西部カリフォルニア
- 学び：ロサンゼルス　パサデナ大学1964年卒業
- 1970年：カリフォルニア大学サンフランシスコ校看護学部で修士号を取得
- 1982年：同大学バークレイ校博士号取得ストレスコーピングを専攻

Los Angels　San Francisco

ベナー看護理論

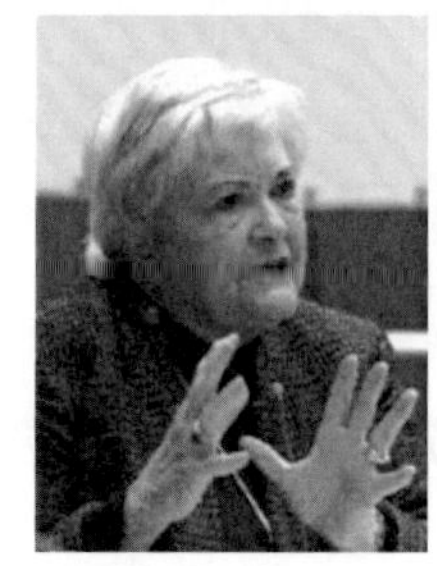

我々は実際の看護実践の中に埋もれている知識についてわずかにしか学んでいない（1992年）

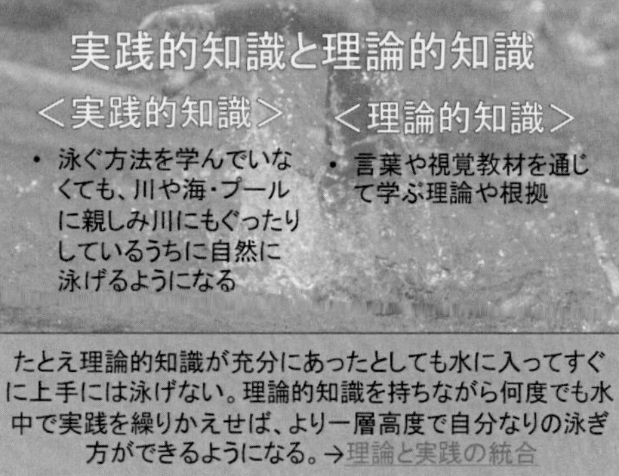

技能習得に関するドレイファス・モデル

ヒューバートドレイファス（哲学者）
スチュアートドレイファス（数学者）

- 兄弟がチェスプレイヤーやパイロットの技能習得や上達のために開発したモデル

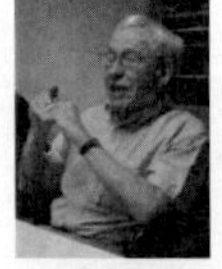

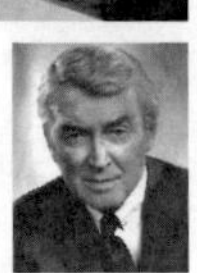

- ベナー：看護にも応用し実践の技能の違い、どのように習得していくか示している

5つの段階

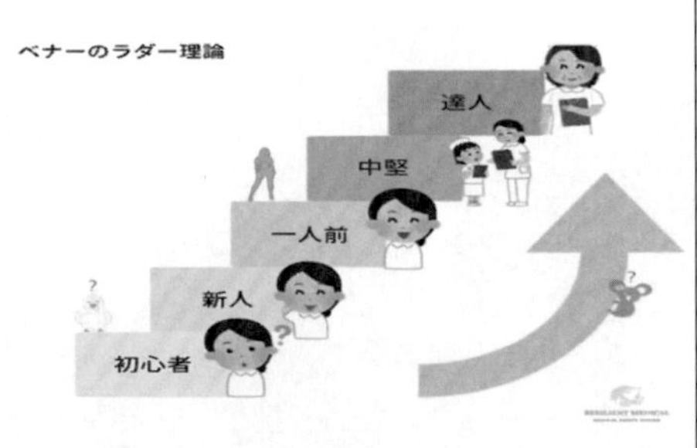

熟練した技能を習得するための3つのポイント

1）実際に経験したことを次回に活かすこと

- 経験による学び。単なる時間的経過でなく、それまでの自分の考えを転換したり、自分はもっと優れた行動をとるべき。という認識を持つ。体験から学ぼうとする姿勢が必要。

2）部分的ではなく全体を捉えること

- 差し迫った中で直観が働く。看護師は患者の表情や動きからいつもと何か違うことを感じとり、患者の異常に気付くこと。

3）傍観者ではなく患者の状況にのめりこむ

- 客観的に患者を診るのではなく、患者の体験していることに寄り添い理解する。

5段階の具体的な内容

①初心者（Novis)

- 看護学生や、いままで経験したことのない領域で初めてケアをする看護師
- その状況について経験がなく原則は知っていてもその場に柔軟に対応できない看護師

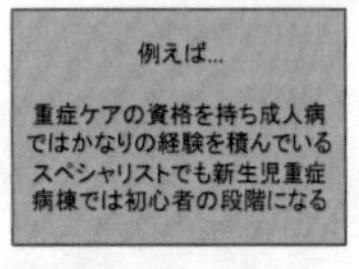

例えば…
重症ケアの資格を持ち成人病ではかなりの経験を積んでいるスペシャリストでも新生児重症病棟では初心者の段階になる

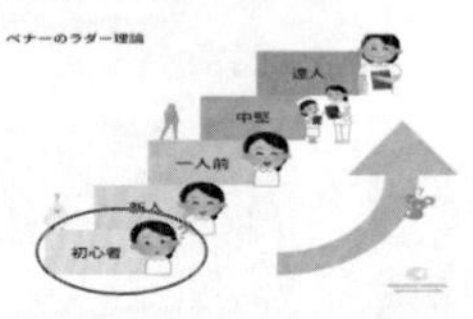

②新人（Advanced beginner)

- 新卒看護師のことで、初心者に比べ柔軟に対応して指導者に指摘されればそのとおりのケアができる
- しかし状況をみて優先順位をつけることはできない

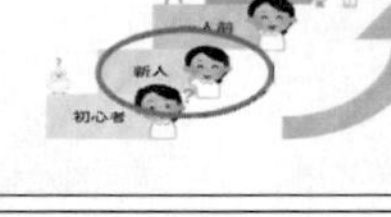

③一人前（Compertent)

- 同じ領域で2～3年の臨床経験がある看護師
- 今の状況や将来の予測を立て優先順位を考えながら目標や計画を立てることができる看護師
- ④の中堅看護師よりは速さや柔軟性に欠けるが効率的で偶発的な出来事に対処して管理する能力を持っている

やや生意気で知ったかぶりをすることがある

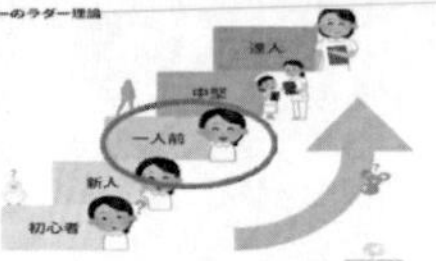

④中堅（Proficient)

- 通常おなじ領域で3～5年の臨床経験がある看護師のこと
- 患者の状況を部分的ではなく、統合的に捉えることができる看護師
- あらかじめ設定された目標に頼らなくてもいろいろな側面をみて状況に応じて重要か否かすぐに判断できる看護師

すべての看護師が中堅になれるわけではない

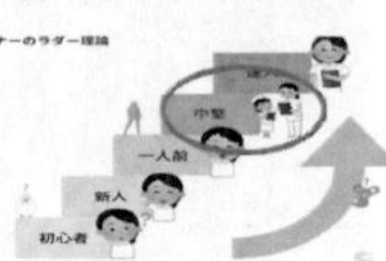

⑤達人（Expert）

- 人それぞれ経験の積み方に個人差があるため経験年数で定めることはできない
- 状況を理解して適切な行動をとるときに特徴や原則、ガイドラインに頼ることなく
- 直観的に判断することができる

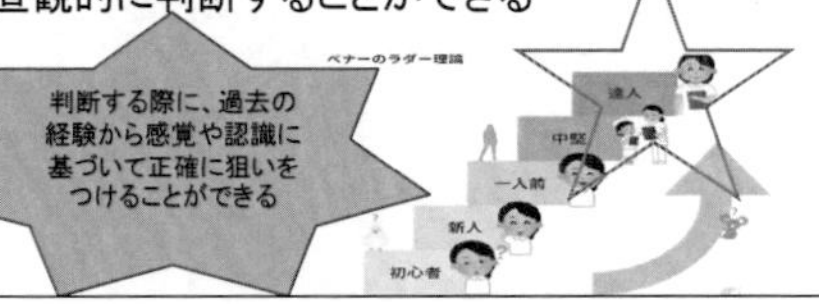
判断する際に、過去の
経験から感覚や認識に
基づいて正確に狙いを
つけることができる
ベナーのラダー理論
達人
中堅
一人前
新人
初心者

7領域と
31の看護能力

1：援助役割

患者に対して義務的・契約的なかかわりではなく十分な心遣いや患者に寄り添うこと、傾聴することによって癒しを与えている

傾聴することによる癒し

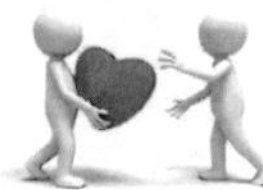

1、援助役割

1）癒しの関係：雰囲気作りをして癒しへの意欲を高める
2）痛みやひどい衰弱に直面した際、安楽にし、その人らしさを保つ
3）存在すること：患者とともにいる
4）患者が自分自身の回復過程に参加し、コントロールすることを最大にする
5）痛みの種類を見極め、適切な対処方法を選んで痛みの管理やコントロールを行う
6）触れることを通して安楽をもたらし、コミュニケーションを図る
7）患者の家族に、情緒的なサポートと情報提供的サポートを行う
8）情緒的・発達的な変化を通して患者を導くこと：新しい選択肢を提供し、古いものを破棄すること：方向づけ、指導、介入

2、指導/手ほどきの機能

単に情報を提供するだけでなく、説明や指導、コミュニケーションをとおして患者の新たな可能性を提示していく

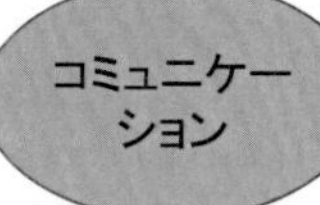
コミュニケーション

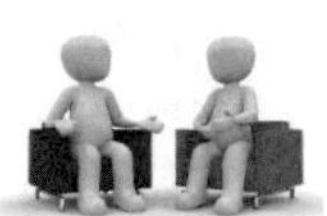

2、指導/手ほどきの機能

9）時機：患者の学習レディネスを把握する
10）ライフスタイルと結び付けて病気や回復に関することを統合するように患者を援助する
11）病気について患者が解釈していることを引き出し理解する
12）患者の状態について考えられることを提供し、治療処置の根拠を与える
13）手ほどきの機能：文化的に避けられている病気の局面に接近し、理解できるよう仕向ける

3、診断機能とモニタリング機能

ほとんどの時間を患者とともに過ごす看護師は、診断と患者モニタリング機能を通して最初の手がかりをつかむ

モニタリング

3、診断機能とモニタリング機能

14）患者の状態から重要な変化を検出し記録する
15）早期に警告信号を提示する：明白に診断が確定される前に衰弱や悪化を予知する
16）問題を予知する：先の見通しをたてる
17）病気に関する個別の要求や経験を理解する：患者のケア・ニーズを予知する
18）よりよい健康状態を取り戻し、いろいろな治療法に対処していくために患者の秘めた力を査定する

4、急速に変化する状況における効果的な管理

緊急事態に十分な任務を果たせるよう、看護師はいろいろな専門家たちと機能を調整する

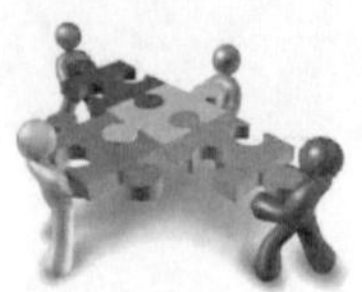

4、急速に変化する状況における効果的な管理

19)極度の生命危機の状態にさらされている緊急事態における熟練した実践:問題をすばやく把握する

20)不測の事態の管理:緊急事態での必要性と資源をうまく組み合わせる

21)医師の助けが得られるまで患者の危機を識別し管理する

5、治療的介入と療法を施行しモニタリングする

最新の複雑な治療法の介入やケアを行う際、看護師は無意識の中でその人にあったケア方法を見つけ出す

5、治療的介入と療法を施行しモニタリングする

22)リスクと合併症を最小限にして経静脈的治療を開始し持続させる

23)与薬を正確かつ安全に行う

24)安静による害を最小にするための努力をする:皮膚の損傷を予防し対処する。患者の離床と運動を促し可動範囲を広げリハビリテーションを推進する。呼吸器系の合併症を防ぐ

25)治療を促し安静と適切なドレナージをもたらす創傷管理法を創造する

6、質の高いヘルスケア実践をモニタリングし保証する

看護師は患者の側にいてチームメンバーの調整を行いミスを防ぎ質の高いケアを提供する

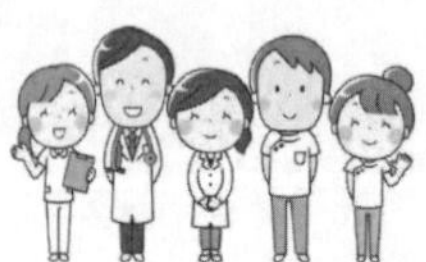

6、質の高いヘルスケア実践をモニタリングし保証する

26)安全な医療、看護ケアを保証するためのバックアップシステムを提供する

27)医師の指示から何を省き、何を加えると安全になるか査定する

28)医師から適切で的を得た応答を得る

7、組織化の能力と仕事役割能力

看護師の人員不足の場合でもチームメンバー間での調整やチームワークを持ちお互い助け合う能力を必要とする

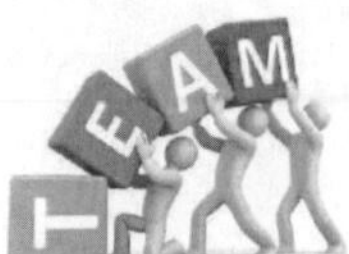

7、組織化の能力と仕事役割能力

29)多様な患者のニーズや要求を調整し、順序づけ、それに応える:優先度の設定

30)最適な治療を提供するためのヘルスケアチームの編成と維持

31)スタッフ不足および高い退職率への対処:不測の事態に備えた
計画作り

・勤務帯内での過度の労働負荷の期間を予測して対策をとる
・チーム魂を利用して保持する
・親密さや頻回な接触のない患者にもケアリングの態度を持ち上げる
・患者、テクノロジーおよび官僚制に対して柔軟な立場を保持する

大切なこと

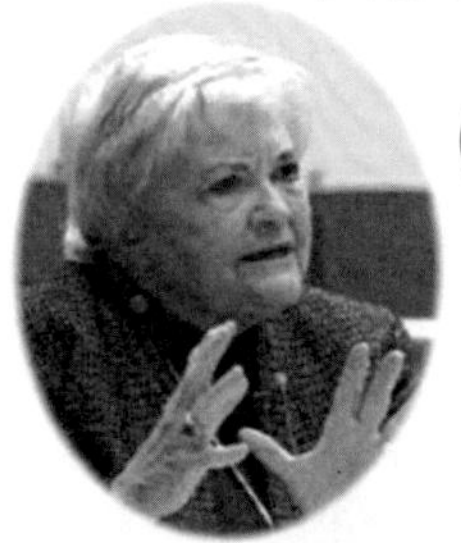

経験学習を積むこと

経験を語ること

来日公演で

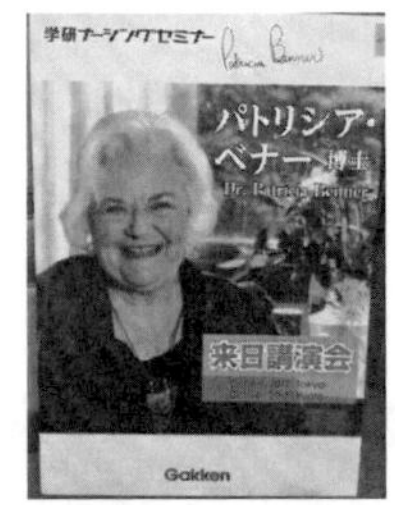

- エキスパートになるためには色々な経験が必要
- 学んだ経験をもとにそのときそのときのシチュエーションに合わせて行動できる
- 新人看護師に対して「なぜこんなことができない」と言ってはならない。なぜなら経験がないから
- より多くの経験をすることでより多くの視点を持てる

来日公演で・・・

- Dreyfusモデルについて
- 熟達には臨床での想像力が必要
- 臨床的想像力
  ①過去の具体的事例全体から引き出す
  ②患者とその家族に対する気遣い
  ③熟練看護師が語るストーリーからの学習
- 実践を常に振り返り知識を共有することで知識をさらに豊かなものになる
- ナラティブの理解により相関的技能を高める

などなど・・・

どんな教科書よりも・・・

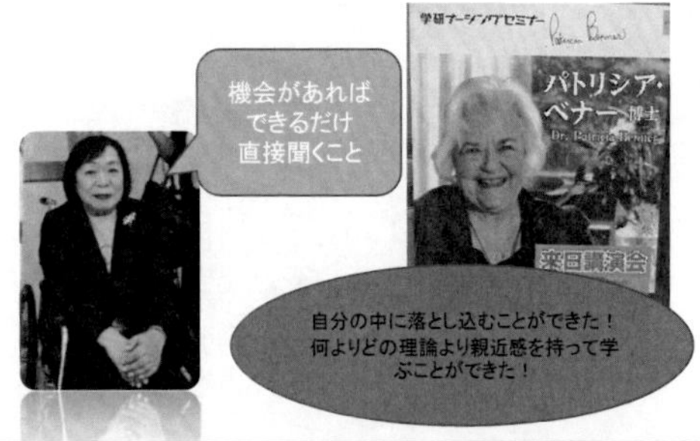
機会があれば
できるだけ
直接聞くこと
パトリシア・ベナー
来日講演会
自分の中に落とし込むことができた！
何よりどの理論より親近感を持って学ぶことができた！

文献

- Benner,P.　井部俊子（監訳）（2005）．ﾍﾞﾅｰ看護論　新訳　初心者から達人へ.医学書院.
- 城ヶ端初子．実践に生かす看護倫理19．サイオ出版.

ご清聴ありがとうございました

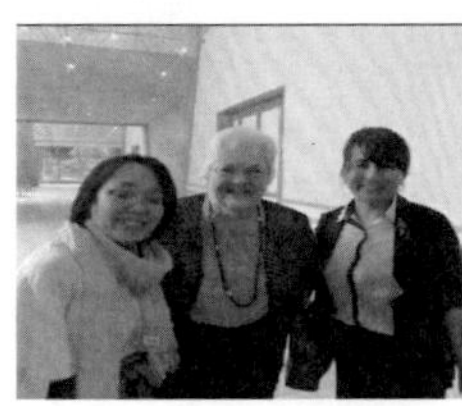

6．ジョイス・トラベルビー　―人間対人間の関係―　　　　高島　留美

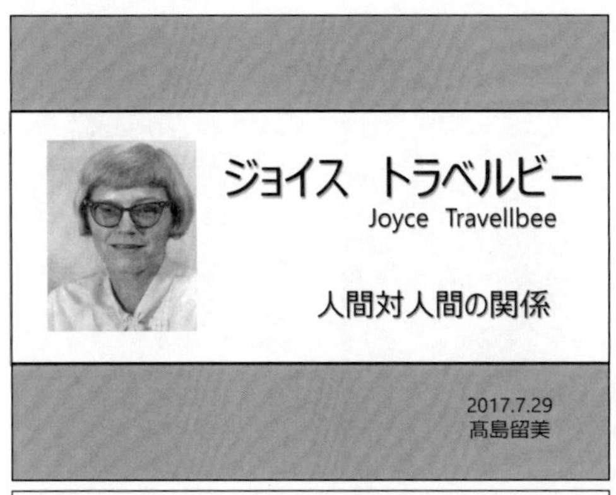

ジョイス　トラベルビー
Joyce　Travellbee
人間対人間の関係
2017.7.29
高島留美

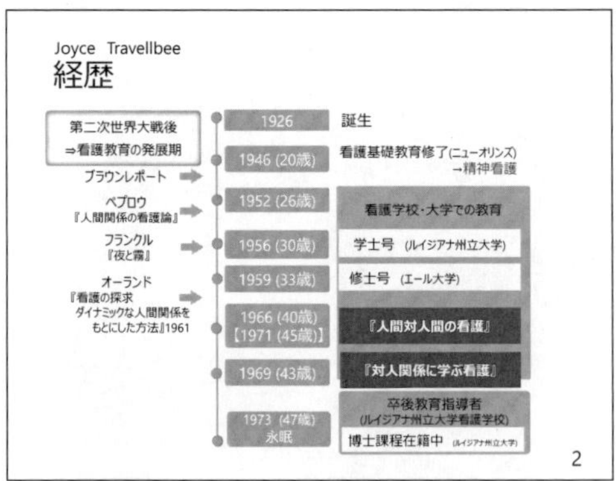

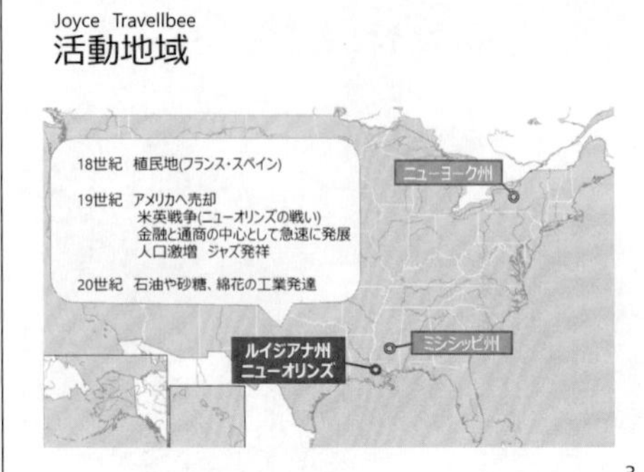

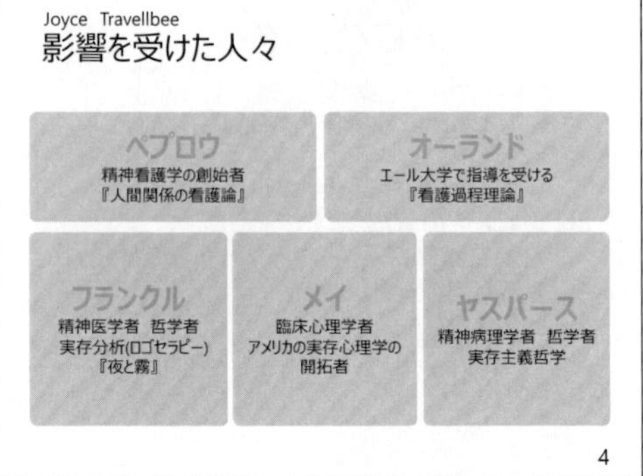

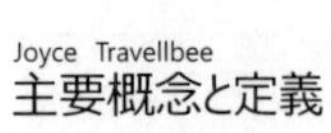

Joyce　Travellbee

主要概念と定義

人間　独自的でかけがえのない個体であり、この世界において１度だけの存在。すなわち、かつて存在した、あるいはこれから存在するであろうどんな人とも、似てはいるが同じにはありえない存在である。

患者　患者という用語は１つのステレオタイプ、１つのカテゴリーである。実際には患者は存在しない。そこには、他者からのケア・サービス・援助を求めている個人としての人々がいるだけである。

5

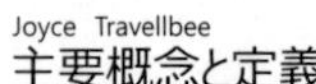

Joyce　Travellbee

主要概念と定義

看護　看護は、対人関係のプロセスであり、それによって病気や苦難の体験を予防したり、あるいはそれに立ち向かうように、そして必要なときにはいつでも、それらの体験のなかに意味を見つけ出すように、個人や家族、あるいは地域社会を援助することである。

看護師　１人の人間であり、看護師は専門知識と、病気の予防、健康の回復、病気における意味の発見、最高の健康維持などのためのその知識を活用する能力をもっている。

『専門実務看護師』…専門的で体系的な教育を受けた看護師

「人間対人間の関係」を確立することが重要な役割である。

6

Joyce　Travellbee

定義

病気　病気とは1つのカテゴリーであり、分類である。

客観的基準…病気が個人に与える外面的影響によって定められる

主観的基準…人間が病気をどのように自覚するかで表される

苦難　苦難とは不快の感覚のこと。

一時的な不快	軽度の苦しみ	絶望的無配慮という悪性の位相	無感動的無関心という終末的位相

図　苦難の連続体（ジョイストラベルビーの定義に基づいてテレサライシンガーが概念化したもの）

7

Joyce　Travellbee

定義

希望　目的に達したい、あるいは目標を成就したいという欲望に特徴づけられた精神状態である。

それには、その目的や目標は達成できるというある程度の期待が伴っている。

コミュニケーション　コミュニケーションとは、看護師が「人間対人間の関係」を確立することができるようにし、そのことによって看護の目的を実現させるプロセスである。

8

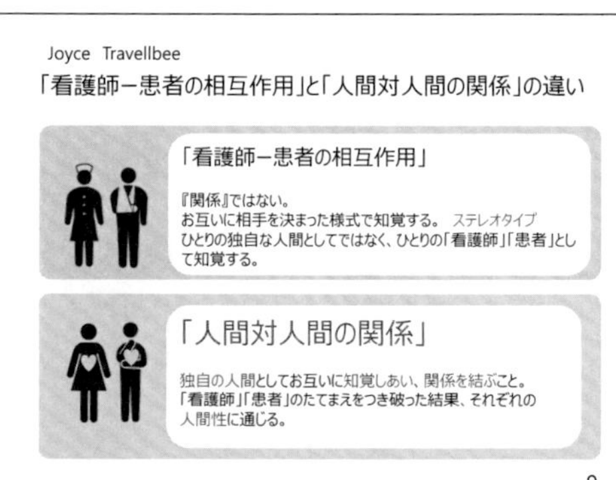
Joyce Travellbee
「看護師－患者の相互作用」と「人間対人間の関係」の違い
「看護師－患者の相互作用」
『関係』ではない。
お互いに相手を決まった様式で知覚する。 ステレオタイプ
ひとりの独自な人間としてではなく、ひとりの「看護師」「患者」として知覚する。
「人間対人間の関係」
独自の人間としてお互いに知覚しあい、関係を結ぶこと。
「看護師」「患者」のたてまえをつき破った結果、それぞれの人間性に通じる。
9

Joyce Travellbee

「看護師－患者の相互作用」の種類

自動的な相互作用
相互に知り合うことに向けての動きをしない。
意味をもたない接触

援助的な相互作用
個人に関心をもたず、他人の期待で援助する。
関係のレベルには進行しないが、病人にとって「助け」にはなる。

患者さん　看護師さん

無意図な相互作用
意図的な相互作用を行わない。
必要な処置だけを遂行する接触

首尾一貫しない相互作用
一貫性がなく、条件付きの関心や親切による接触

ニードがみたされない
(一貫性がない)

10

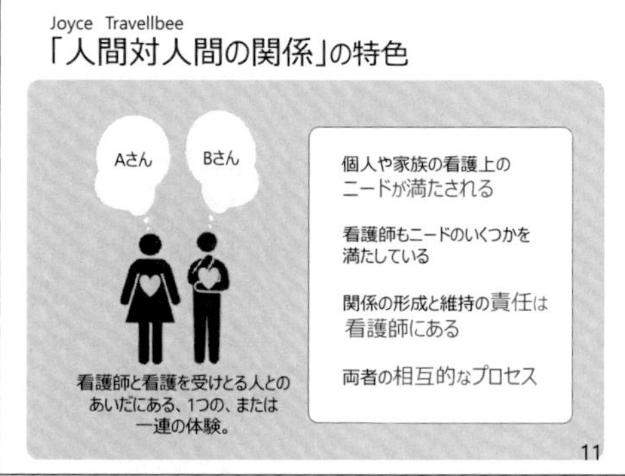
Joyce Travellbee
「人間対人間の関係」の特色
Aさん
Bさん
看護師と看護を受けとる人とのあいだにある、1つの、または一連の体験。
個人や家族の看護上のニードが満たされる
看護師もニードのいくつかを満たしている
関係の形成と維持の責任は看護師にある
両者の相互的なプロセス
11

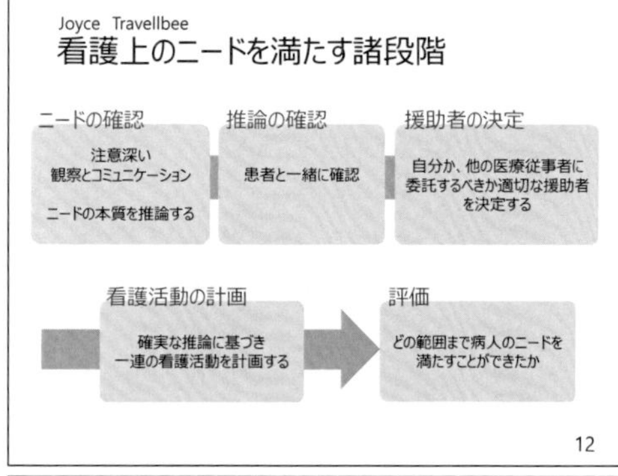
Joyce Travellbee
看護上のニードを満たす諸段階
ニードの確認
注意深い観察とコミュニケーション
ニードの本質を推論する
推論の確認
患者と一緒に確認
援助者の決定
自分か、他の医療従事者に委託するべきか適切な援助者を決定する
看護活動の計画
確実な推論に基づき一連の看護活動を計画する
評価
どの範囲まで病人のニードを満たすことができたか
12

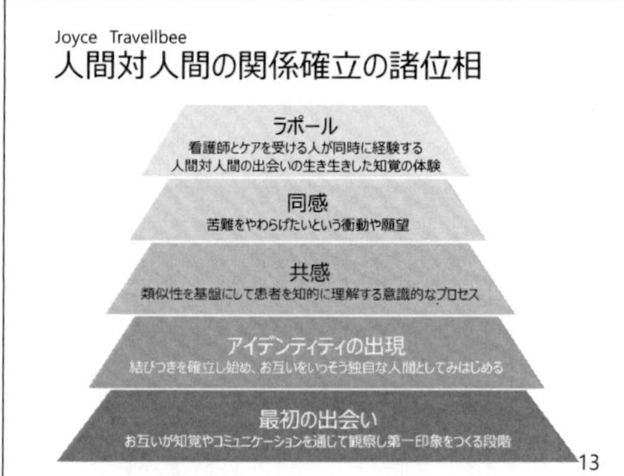
Joyce Travellbee
人間対人間の関係確立の諸位相
ラポール
看護師とケアを受ける人が同時に経験する人間対人間の出会いの生き生きした知覚の体験
同感
苦難をやわらげたいという衝動や願望
共感
類似性を基盤にして患者を知的に理解する意識的なプロセス
アイデンティティの出現
結びつきを確立し始め、お互いをいっそう独自な人間としてみはじめる
最初の出会い
お互いが知覚やコミュニケーションを通して観察し第一印象をつくる段階
13

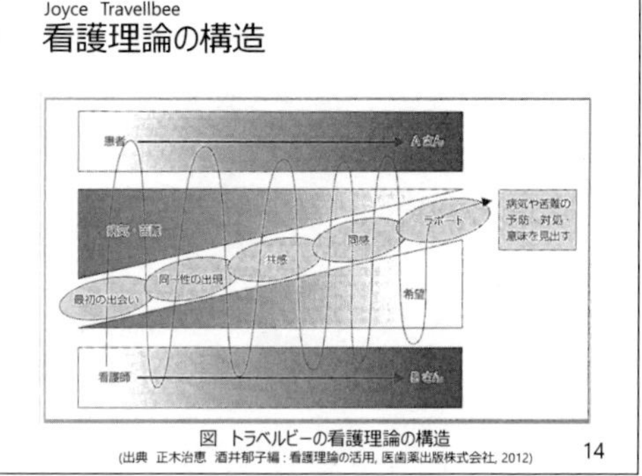
Joyce Travellbee
看護理論の構造
患者
Aさん
看護師
Bさん
最初の出会い
同一性の出現
共感
同感
ラポート
希望
病気や苦難の予防・対処・意味を見出す
図 トラベルビーの看護理論の構造
(出典 正木治恵 酒井郁子編：看護理論の活用, 医歯薬出版株式会社, 2012)
14

Joyce Travellbee

理論のまとめ

- 人間は唯一でかけがえのない個体であり、それを知覚した関わりが「人間対人間の関係」の第一歩となる。
- 看護の目的は、病気や苦難を予防・対処できるように、またその中に意味を見いだせるように援助することである。
- 「人間対人間の関係」は、①最初の出会い②アイデンティティの出現③共感④同感の位相を経て⑤最終的にラポールとよばれる人間対人間の関係に至る。
- 「人間対人間の関係」は偶然に起こるのではなく、看護師が看護の対象者と相互作用を営みながら日々築きあげ維持していく。その責任は、看護師にある。
- ラポールに達した結果、看護師と患者は苦難を共有し、それに対処する希望や勇気をもつことができる。そして互いに人間的な成長を遂げることができる。

15

事例

データベース
Aさん 32歳 男性 ALS 1年前に発症
2～3ヵ月ずつに転院(病院都合)
妻とは離婚 長男はごくまれに面会あり
豆腐店を経営 「頑固でわがままな気質」と記載あり

入院時
上半身は少し動かせる
構音障害少しのみ
ADLほぼ全介助 鼻腔栄養
膀胱留置カテーテル挿入中
睡眠時CPAP装着

16

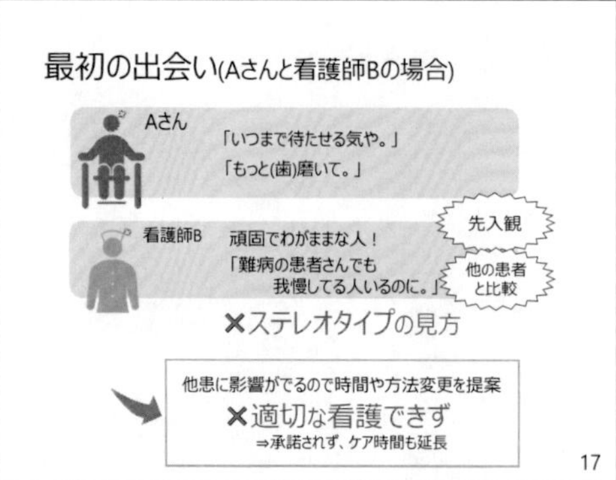

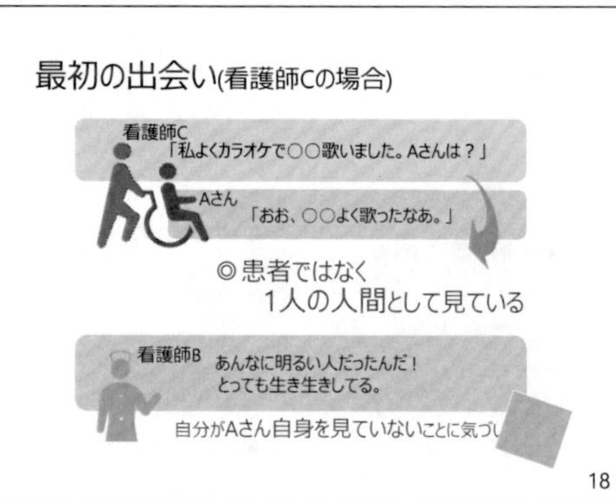

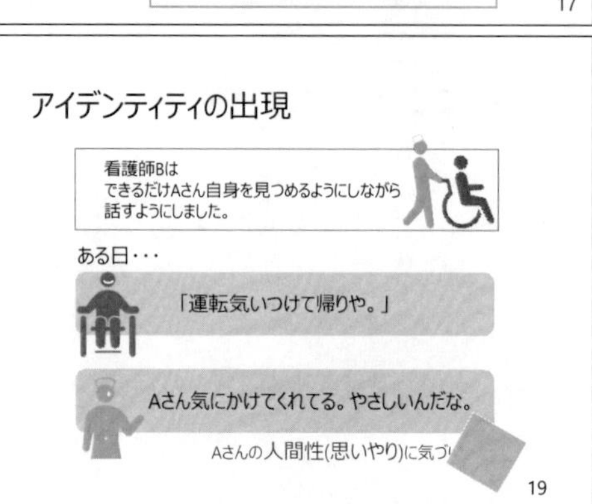

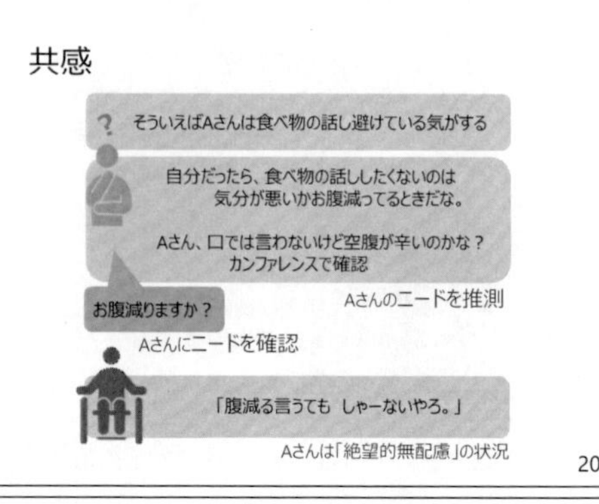

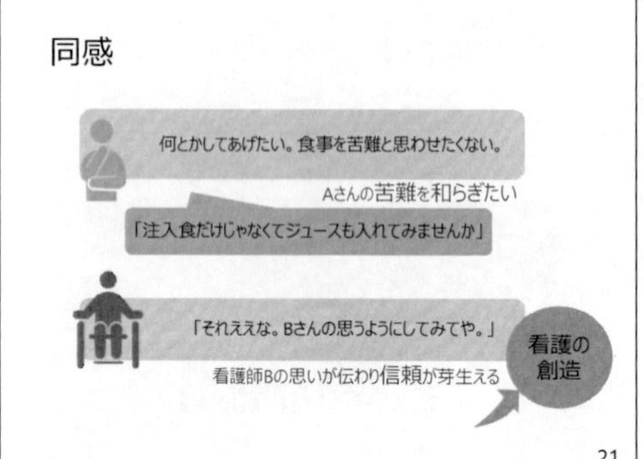

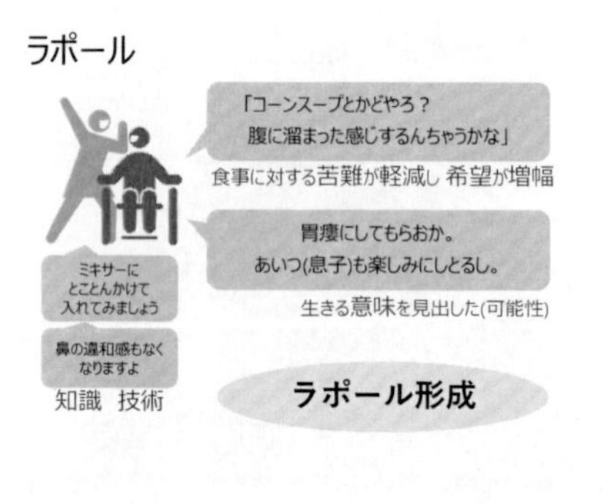

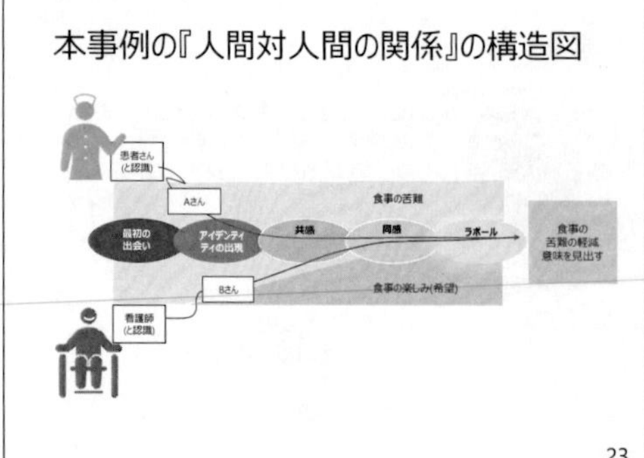

事例検討からみえてきたもの

- ステレオタイプの見方は、看護上のニードを見逃してしまいやすい。
- 看護師Ｂは、Ａさんの独自性を知ることで、自分の中でつくりあげたステレオタイプの患者から脱することができた。
- 人間対人間の関係を築くことにより、患者だけでなく、看護師のニード(患者さんとコミュニケーションをうまく図りたい、患者さん苦痛を取り除きたいなど)が満たされる。
- 管理者(教育者)として必要なことは、他人の独自性を知覚する能力をあげる指導をおこなうこと。(コミュニケーション場面を見せるカンファレンス、ナラティブ)

24

文献

- Joyce Travelbee著，長谷川浩他訳：トラベルビー 人間対人間の看護，医学書院，1974.
- 城ヶ端初子編著：新訂版 実践に生かす看護論19，サイオ出版，2013.
- 筒井真優美編：看護理論家の業績と理論評価，医学書院，2015.
- 黒田裕子編著：やさしく学ぶ看護理論，日総研出版，2008.
- Mary Ellen Doona著，長谷川浩訳：対人関係に学ぶ看護―トラベルビー看護論の展開，医学書院 1984.

25

ご清聴ありがとうございました

26

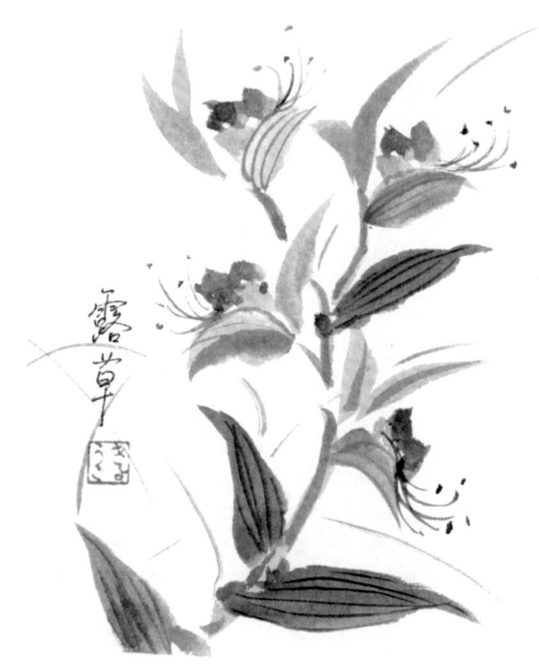

7．マーガレット・A・ニューマン　―拡張する意識としての健康―　　　寺澤　律子

マーガレット・A・ニューマン

拡張する意識としての健康

2017.07.29
寺澤 律子

Margaret A.Newman

マーガレット・A・ニューマンはどんな人？

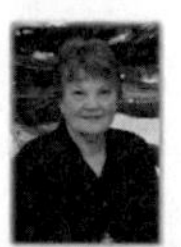

Margaret A.Newman

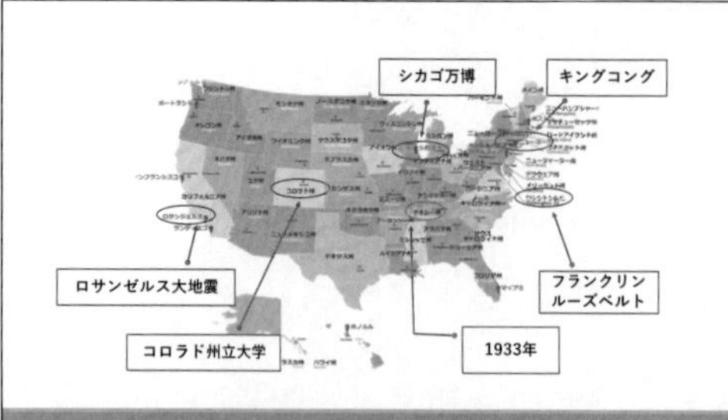

シカゴ万博
キングコング
ロサンゼルス大地震
フランクリン ルーズベルト
コロラド州立大学
1933年

Margaret A.Newman

- 高校生の終わり－母親メアリーが
  筋萎縮性側索硬化症（ALS）を発症

- 1950年－ベイラー大学入学
  英語学・家政学 学士取得

Margaret A.Newman

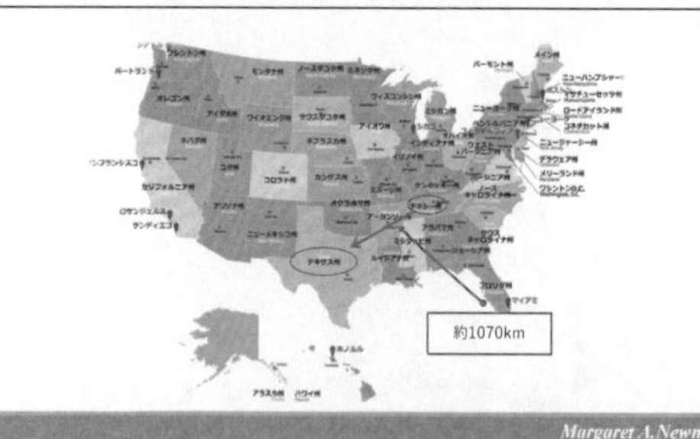

約1070km

Margaret A.Newman

1950年前後のアメリカ

✓ 1939年：第二次世界大戦　勃発
　男性が戦場に駆り出されたため、主に女性が国内の生産現場を担っていた。
　女性の社会的自立「女性も男性と同じ仕事ができる」
　→ウーマンリブ運動（1960年代後半）の序章
✓ 1940年代～：性別役割分業に基づく核家族（夫は稼ぎ手、妻は家事・育児）
✓ 1945年4月：ハリー・S・トールマン大統領就任
✓ 1945年8月：第二次世界大戦　終戦
✓ 1950年～：帰還兵に就職口を作るために、現場で働いている
　女性たちが職を手放さなければならなくなった
　全体主義的価値観
　キリスト教右派による社会・政治運動
　冷戦期初期の共産主義差別の活発化

Margaret A.Newman

- 大学3年生－看護師になりたい

絶え間ない呵責に似た感情が、私を襲い、その後ずっと長い間消えなかった。それは、看護師になるべきだという感情であった。
「マーガレット・ニューマン看護論　拡張する意識としての健康」

- 大学卒業－実家に帰る

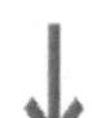

5年間にわたり
母親の介護

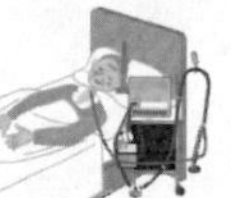

- メアリー死去

Margaret A.Newman

人生は現在のなかで生きなければならず、人間に幸福があるとすればそこにこそあるということを私が認識したということである。母は身体的には動けなかったけれども、他のすべての人々と同じように**全体的存在としての人間**であることを私は学んだ。
私は母のことがわかるようになり、彼女を愛するようになったが、それは、もし彼女が身体的依存状態にならなければおそらく私が体験しなかったであろう仕方によってであった。
母の亡くなる前に共に過ごした5年間は、ある意味では困難で疲れる窮屈な日々であったが、他の意味では緊張し愛情に満ちた**拡張的な日々**であった。
「マーガレット・ニューマン看護論　拡張する意識としての健康」

Margaret A.Newman

- メアリーの死去から2週間以内－**看護師になる決意**

テネシー大学看護学部へ進学
1962年－看護学学士号修得

カリフォルニア大学サンフランシスコ校大学院へ進学
1964年－内科・外科看護学・教育学修士号修得

ニューヨーク大学大学院へ進学
1971年－看護科学・リハビリテーション看護博士号修得

Margaret A.Newman

マーガレット・A・ニューマンの主な論文

- 1979年
  看護における理論の開発（*Theory Development in Nursing*）
- 1986年、1994年
  拡張する意識としての看護（*Health as Expanding Conciouness*）
- 1995年
  発展する学問－マーガレット・ニューマン著作集
  (Developing as Discipline : Selected Works of Margaret Newman)

Margaret A.Newman

理論開発の源泉は？

Margaret A.Newman

Dorothy E.Johnson：看護理論家

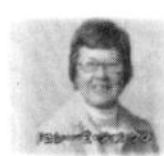

- 看護のための行動モデル
- 患者がどのように病気に適応するか、また、現在在る、あるいは潜在的なストレスはどのように適応力に影響するかに着目
- 人が内的、外的刺激により、行動に乱れが生じ、行動システムのバランスが維持されなくなったとき、あるいは維持されない恐れがあるときに、良い安定した状態が得られるように援助する力が看護であるとしている。

Margaret A.Newman

Martha,E.Rogers：看護理論家

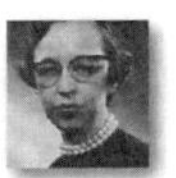

- 1970年
  「*An Introduction to the Theoretical Basis of Nursing*」
- 人間と環境は切り離せない統一的存在である。
- 「健康と病気は等しく生命過程の表現として見られるべきであり、これらの現象の意味は、生命過程をその全体の中で理解することによって得られる」

Margaret A.Newman

Georg Wilhelm Friedrich Hegel：哲学者

正反合一の弁証法的過程

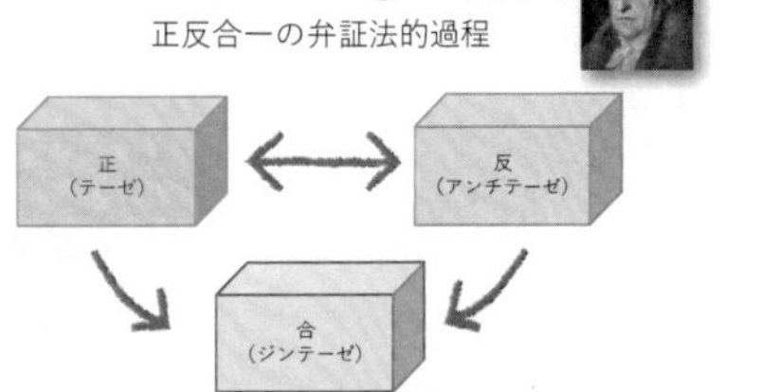

Margaret A.Newman

Georg Wilhelm Friedrich Hegel：哲学者

正反合一の弁証法的過程

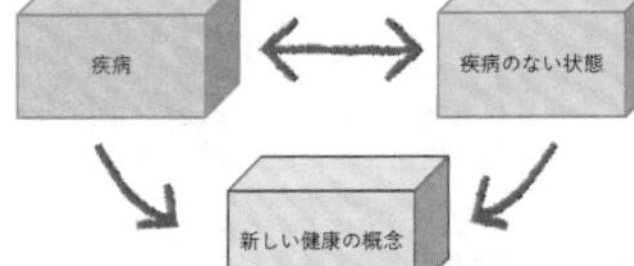

Margaret A.Newman

David Bohm：物理学者

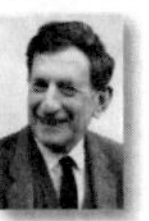

- 全体性と内蔵秩序　著者
- ひとつの現象が異なる見え方をすることを内在秩序と外在秩序の概念によって説明。
- 内在秩序、または「内包された (enfolded)」秩序とは、現実のより深く、より基本的な秩序を表す。それに対して外在秩序、または「展開された (unfolded)」秩序とは、人間が目にするものの抽象概念である。

Margaret A.Newman

Arthur Young：哲学者

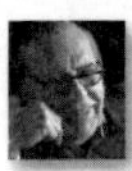

- 人間進化の理論
- 物質から生命・意識への生成を７段階で説明する進化のプロセス理論を提唱
- 洞察もしくはパターン認識、および付随する選択の重要な役割を正確に指し示した

Margaret A.Newman

Ilya Prigogine：化学者・物理学者

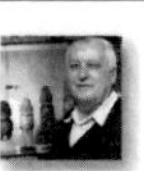

- 散逸構造理論
- 新しい秩序は、環境とのエネルギーの交換によって大きなゆらぎが生じ、安定した時に現れる。

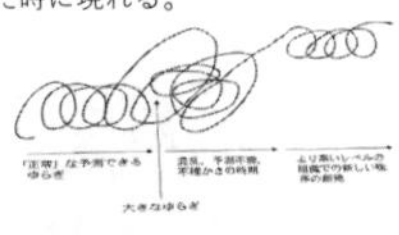

Margaret A.Newman

マーガレット・A・ニューマン理論の中心概念

「健康」

Margaret A.Newman

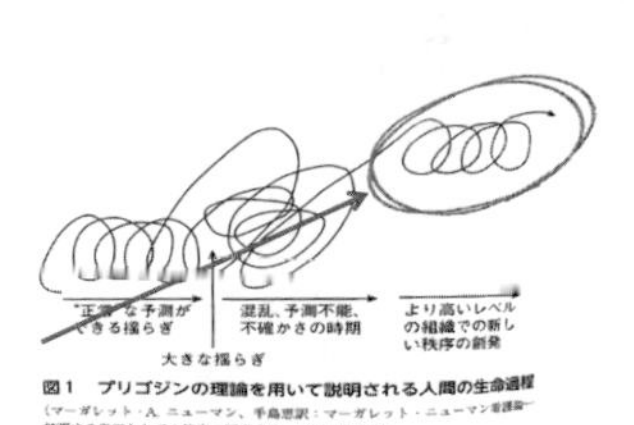

図１　プリゴジンの理論を用いて説明される人間の生命過程

Margaret A.Newman

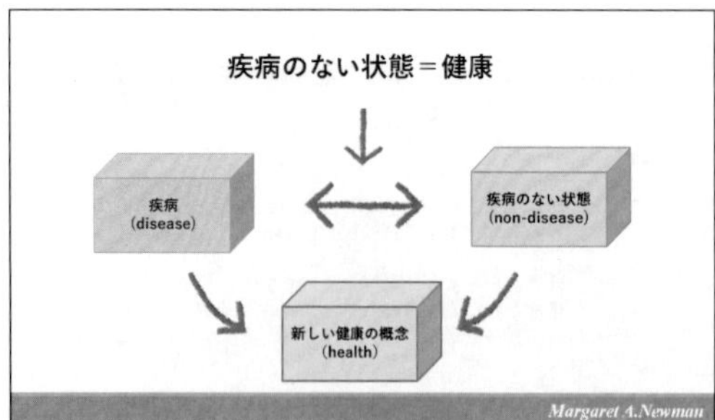

母の病気中の私の体験から、人間は統一体であり、健康は疾患を包含し、かつそれを超越する。

「マーガレット・ニューマン看護論　拡張する意識としての健康」

Margaret A.Newman

健康とは意識の拡張
そのものである

Margaret A.Newman

マーガレット・ニューマン看護論の基本的な前提

1. 健康とは、全体性という進化する統一体としてのパターンであり、それには疾患というパターンも包含されている。
2. 意識とは、全体性が備えている情報交流能力であり、進化するパターンの過程で明確になる
3. パターンには、人間ー環境の相互的過程があらわれ、パターンはその意味によって特徴づけられる。

Margaret A.Newman

マーガレット・A・ニューマン理論の重要概念

「パターン」「パターン認識」「意識」

Margaret A.Newman

事　例

- Aさん（47歳） 女性 専業主婦。地元でも会社でも有名な美人。
- 夫（52歳） 大手企業の元会社員。海外での仕事も多く、いわゆる出世コースを歩んでいた。派手な容姿で、高級外車を愛車としている。
- 息子が2人おり、長男は結婚して妻と子ども2人と4人家族で他県在住。次男はフリーターをしながら就職活動中。
- Aさんは40歳の時に多発性硬化症を発症し、今回は2回目の再燃で重症化し一時呼吸停止を来し、緊急入院後気管切開となった。
- 治療が功を奏し回復に向かっているが、多発性硬化症の症状である四肢の痺れ、こわばり、脱力が残存している状態。

Margaret A.Newman

事　例

- 多発性硬化症の再燃前までは、夫との仲も良く、普通に生活していたが、今回の再燃以後、夫は妻のAさんに対して苛々をぶつけたり、暴言を吐くようになった。
- 「むかしは夫からもとても愛されていたけれど、もう愛されてない」「夫が私に怒鳴ることなんてなかったのに」「夫に何もしてあげられないのがつらい」「むかしは美人だってよく言われたのにこんなに醜くなってしまった」と涙を流すことが毎日続いた。
- 毎日ふさぎ込んでいるためか、リハビリにも消極的だった。

Margaret A.Newman

パターン(pattern)

◆ 全体すなわちすべての関係の意味を即時に描き出す情報である。それは、存在するすべてのものごとの根源的な属性であり、多様性のなかにある統一性を明らかにするものである
◆ 人間を部分としてとらえるのではなく、1人の人間がほかならぬその人として確認されるところのもの
◆ パターンは経時的に進化するものなので、1つの固定したパターンとして記述することはできず、経時的な連続パターンとして、パターンの変化のプロセスを示す必要がある

Margaret A.Newman

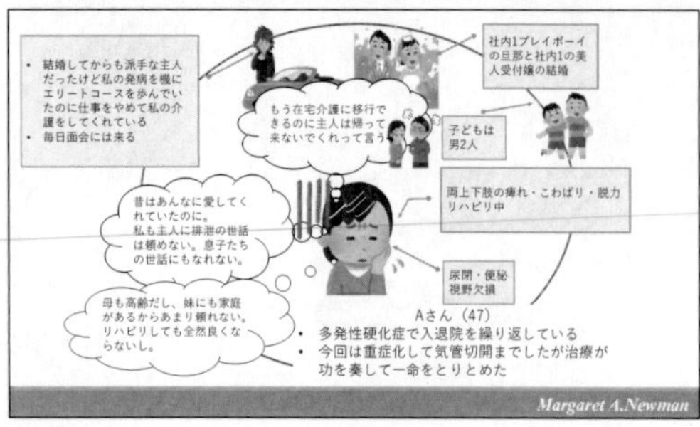

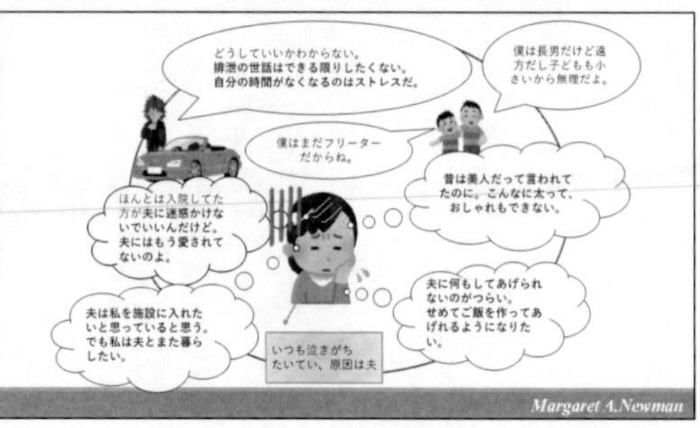

パターン認識(pattern recognition)

- 観察者の内部から生まれるもの
- 自分自身のパターンをより認識するには、自分自身の中に入っていき、自分のパターンに触れ、また自分と環境が相互に作用しあっている人々とのパターンに触れる時に生まれる
- 自分のパターンを認識するとは、自分自身の存在やこれまでの生きてきた人生の意味を自らがつかむことができる体験（たとえば、病気になること）の中で、自分の人生や自分自身を発見する、そして自分のパターンに意味を見出すことであり、その瞬間が「パターン認識」である

Margaret A.Newman

昔は美人だって言われてたのに。こんなに太って、おしゃれもできない。
ほんとは入院してた方が夫に迷惑かけないでいいんだけど。夫にはもう愛されてないのよ。
ふんふん、それでそれで？
夫に何もしてあげられないのがつらい。せめてご飯を作ってあげれるようになりたい。
夫は私を施設に入れたいと思っていると思う。でも私は夫とまた暮らしたい。
主人とはね美男美女だってよく言われていたの。でももうダメ。こんなんじゃ一緒に歩くこともできない。
長男はね、私の今の姿を嫁に言えないって言うの。私の病気のこと、うつるのかって。

Margaret A.Newman

意識(consciousness)

- 人間―環境の進化するパターンは、拡張する意識の過程とみなすことができる
- 環境と相互作用するシステムの能力
- 人間が成長するにつれて、意識は成長し、拡張する
- 環境と相互作用するすべての能力であり、人間としての全存在
- 全存在としての意識は、環境と相互作用のなかで高いレベルに広がり、全存在として進化を遂げていく人間の能力全体

Margaret A.Newman

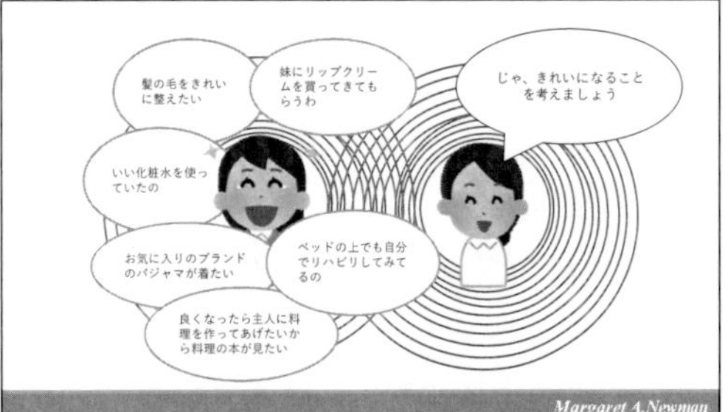
髪の毛をきれいに整えたい
妹にリップクリームを買ってきてもらうわ
じゃ、きれいになることを考えましょう
いい化粧水を使っていたの
お気に入りのブランドのパジャマが着たい
ベッドの上でも自分でリハビリしてみてるの
良くなったら主人に料理を作ってあげたいから料理の本が見たい

Margaret A.Newman

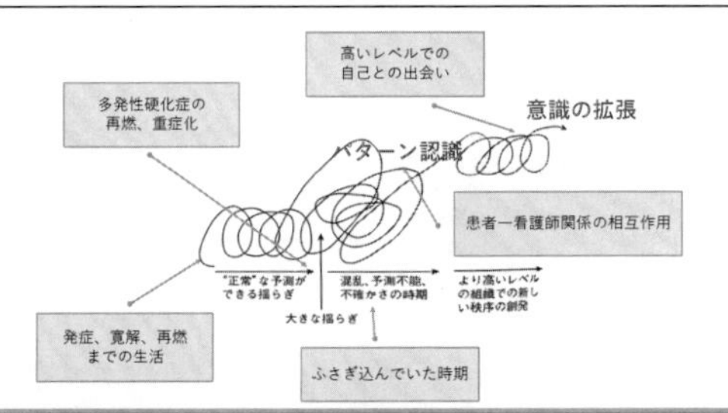

Margaret A.Newman

マーガレット・ニューマン理論のメタパラダイム

Margaret A.Newman

【① 人間】
人間を部分としてではなく、統一的存在として、つまり、疾患をもつ人間全体としてとらえる
【② 環境】
人間と環境はわけることができない
人間と環境は常に相互作用し合うもの、分割不可能なものとしてとらえる
【③ 健康】
意識として患者全体が拡張できることが健康
【④ 看護】
人間が健康を経験していることへのケアリング

Margaret A.Newman

ご清聴ありがとうございました

Margaret A.Newman

引用・参考文献

- Margret A Newman（手島恵訳）：マーガレット・ニューマン看護論 拡張する意識としての健康,医学書院,1995.
- Margret A Newman（遠藤恵美子監訳）：変容を生み出すナースの寄り添い,医学書院,2009.
- アン・マリナートメイ他（都留信子監訳）：看護理論家とその業績,第3版,医学書院,2004.
- 城ヶ端初子：実践に生かす看護理論19,サイオ出版,2013.
- 城ヶ端初子：看護理論と私part.2,久美株式会社,2007.
- 黒田裕子監修：やさしく学ぶ看護理論,日総研,2004.
- [illegible] 看護実践の科学,vol.38,No.1 ,p34-39,看護の科学社,2013.
- 高木真理：マーガレット・ニューマンの理論に基づくパートナーシップのケアの方法,看護実践の科学,vol.38, No.2,p33-45,看護の科学社,2013.
- 宮原知子：ニューマン理論に基づくケアを臨床実践の中に適用する,看護実践の科学,vol.38,No.3,p40-39,p33-45,看護の科学社,2013.
- 倉持亜希：ニューマン理論に基づくケアを通してナースとしての自己のありようへの気づき,vol.38,No.1 ,p32-38,看護の科学社,2013.

Margaret A.Newman

引用・参考文献

- 濱田麻里子：ニューマン理論に導かれた臨床実践の試みから見えてきたこと,看護実践の科学,vol.38,No.7,p44-49,看護の科学社,2013.
- 古里倫子：ターミナル期のAさんとその両親と私の寄り添い,看護実践の科学,vol.38,No.8,p48-53,看護の科学社,2013.
- 桑野紀子：看護理論の概要,看護科学研究,vol.12,p68-75,2014.
- 城ヶ端初子,樋口京子：看護理論の変遷と現状および展望,大阪市立大学看護学雑誌,第3巻,p1-11,2007.
- [illegible] (2013) [illegible] <http://www.cscd.osaka-u.ac.jp/user/rosaldo/Prolegomena_Mikeda.pdf#search=%27%E4%BA%BA%E9%96%93%E9%80%B2%E5%8C%96%E3%81%AE%E7%90%86%E8%AB%96+Arthur+Young%27>, 2017年7月10日アクセス.
- 松井彦衛門（2007）「ヘーゲルの弁証法について」,<http://mgenemon.sakura.ne.jp/hegelbenshouhou.html>, 2017年7月10日アクセス

Margaret A.Newman

イラスト・写真の出典

- マーガレット・A・ニューマン
  NURSHING THEORY：https://nursing-theory.org/nursing-theorists/Margaret-A-Newman.php
- Dorothy E.Johnson、Martha.E.Rogers
  看護論　第1巻～第5巻｜株式会社東京サウンド・プロダクション 看護VOD・DVD (nur-ch.com)：
  https://nur-ch.com/kango-ron/kangoron1_5/
- Georg Wilhelm Friedrich Hegel
  ゲオルクヴィルヘルムフリードリヒヘーゲル-ウィキペディア (wikipedia.org)：：
  https://en.wikipedia.org/wiki/Georg_Wilhelm_Friedrich_Hegel
- David Bohm
  デヴィッド・ボーム – Wikipedia：
  https://ja.wikipedia.org/wiki/%E3%83%87%E3%83%B4%E3%82%A3%E3%83%83%E3%83%89%E3%83%BB%E3%83%9C%E3%83%BC%E3%83%A0
- Arthur Young
  アーサー・M・ヤングへの感謝 - ArthurYoung.com：
  https://arthuryoung.com/appreciations/jeffrey-mishlove/
- Ilya Prigogine
  イリヤ・プリゴジン Ilya Prigogine | Chem-Station (ケムステ)：https://www.chem-station.com/chemist-db/archives/2009/07/-ilya-prigogine.php

Margaret A.Newman

イラスト・写真の出典

- アメリカ留学の都市情報 手数料無料の海外留学推進協会 (ryugaku.or.jp)
  https://www.ryugaku.or.jp/usa/usa_city.html
- 在宅人工呼吸療法 人工呼吸器｜在宅医療課｜株式会社イワサワ (iwasawa-grp.co.jp)
  https://www.iwasawa-grp.co.jp/gas/homecare/ventilation/
- かわいいフリー素材集 いらすとや (irasutoya.com)：https://www.irasutoya.com/
- 無料イラストなら「イラストAC」 (ac-illust.com)：https://www.ac-illust.com/

Margaret A.Newman

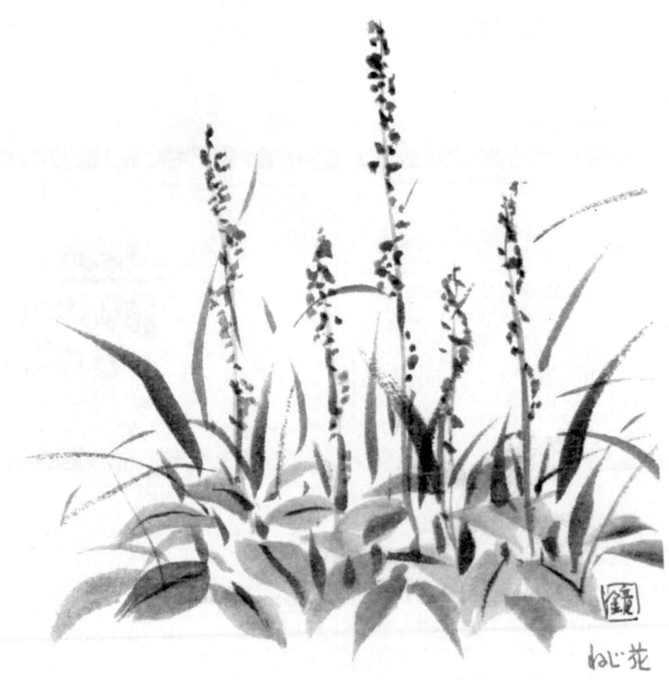

8．アーネスティン・ウィーデンバック　―臨床看護における援助技術―　小森　久美子

アーネスティン・ウィーデンバック
（1900～1998）
Ernestine Wiedenbach

【臨床看護における援助技術】

小森　久美子

背景

ドイツ生まれ➡アメリカに移住、祖母の付添い看護師を崇拝
看護師へのあこがれ

＜看護師免許取得後＞
複数の病院での臨床経験 ・ 公衆衛生看護の実践
夜間大学にて修士号 ・ 公衆衛生看護師資格取得
看護師・助産師学校：助産師免許取得 ➡ 自宅分娩サービスに従事
＋
学術的経歴を重ねる ・ 教育者としての実績を積む

理論の源泉

＜イエール大学での理論開発＞
豊富な実践経験を基盤、教員たちとの関りから多くの恩恵

●看護師の思考・感情が自分の行為にもたらす結果についてウィーデンバックの考えを刺激した
●ジェームズとディコッフの状況産生理論（望ましい状況と、その状況をもたらすべきものとの両方を概念化したもの）を参考にした理論を構築した

①看護の中心目的（中核的目的）②処方（規定）③実態（現実）
＜資料①＞

理論の焦点

ヘンダーソン「ニード論」
中心的概念：「人間」と「看護」 資料②
ペプロウ オーランド「対人関係論」

看護師が存在するのは
「援助を求めるニード」をもつ個人（患者）がいるからである

看護師－個人（患者）➡看護師は相互の影響を認識

個人（患者）によって認知され体験されている
「援助を求めるニード」を満たしていき、
個々の人の力・能力を回復させたり、増進させていく

「看護の哲学」のもとに援助を実施

臨床看護の本質

1. 患者が存在して看護師は「患者の援助へのニード」を満たすという「看護の目的」に向かって「看護の哲学」（看護観・人間観など）に支えられて患者の看護を行う
2. 看護師の行為は「合理的行為」や「反応的行為」ではなく、「熟慮した行為」が望ましい

個人（患者）との相互作用を通し、言語的・非言語的な行為の意味を分析し、「援助を求めるニード」を明確にしたり、ズレや不一致のない個々人の意に沿ったニードを満たしていくこと
＝援助のニードを満たす援助技術
＜援助の必須要件＞
①一致・不一致の原理②目的に適した忍耐の原理③自己拡張の原理

臨床看護の本質

3. 「熟慮した行為」を身につけるためには
「コミュニケーション技術」の訓練が必要である
➡『再構成』という訓練方法を提言

ウィーデンバックの看護理論の中核となる「援助技術論」
＝「看護師が援助者として自己を有効に活用する技」

「再構成」を活用した訓練方法

「熟練した行為」を臨床の場で実践し
ズレや不一致への気づきを促進できるように、感受性を磨く

1. 看護師と個人（患者）との間で「いま・ここで」起こったことに対する看護場面の再現
2. 特定の看護場面を選んで自己評価する
①すっきりしなかった場面②自分の働きかけが効果的ではなかった場合③患者の反応が自分の予測していたものより大きくずれていた場合
3. 相互作用のプロセスに注目する
看護師自身の「知覚」「思考」「感情」が看護師自身の言動や行為にどう影響しているか洞察する

再構成【事例】

1. その場面を取り上げた理由
その時の後悔が、時を経て学びそして経験知となっているか、確認したい
2. 事例紹介
・A氏　50代　男性　悪性リンパ腫　入退院を繰り返す（約10年間）
・几帳面な性格で療養生活全般においても自律
・キーパーソン：妻（あまり来院はない、常にICは患者本人）
・当該病棟への信頼が厚かった
3. 病棟の状況
・内科・脳神経外科・小児科の混合病棟
・病床数55床　稼働率96％
4. 「その場面」
・辛い治療に取り組み続ける中で、弱音を吐くことなく常に自律していた
・再入院時、本人希望で個室入院となった
・スタッフから「A氏が怒っておられる」と聞き、私は訪室した
・背中を向け、無言でほとんど何も話してもらえなかった
・2日後、緩和ケア病棟に急遽転院、1週間後に逝去されたと後日聞いた

【プロセスレコード】

私が知覚したこと	私が考えたり感じたりしたこと	私が言ったり行ったりしたこと	分析・考察
①訪室すると背を向け臥床している	②いつもと違う雰囲気、確実に何かに憤慨されている	③「Aさん、何があったのか話していただけませんか」	
④「この病棟を信頼していたのに。忙しいのは分かってるで。夜勤は話を聞いてもらわれへんのか。ちゃんと教育してくれてると思ってたのに。」	⑤準夜で何かあったな。A氏がここまで言うとはよほどのことだ。今回はいつもより顔色が悪いな。体がかなり辛くなっているな。	⑥Aさん、嫌な思いさせてしまいすみません。話していただけませんか。	⑦事情はともかく、A氏の態度が尋常でないことに対し、話を聞いて対応しようと考えた行動である。
⑧背を向けたまま「もうええ…」と無言になる	⑨あぁ、遅かった。いよいよ辛い状態になっていることに気づけていなかった。	⑩すみませんでした。改善できるようにします。また伺います。	⑪タイミングを逃していることは明確。状況把握と対策を立てて再度訪室しようと考えた。

考察　気づき

1. 再燃・寛解を繰り返すA氏だが、常に歪まない自己を維持して来られた。➡看護師 - 患者関係の中で、援助へのニードについて、自律を支える「程よい距離感」を看護師が意識してきたことは、概ねニードへの一致と捉えていた。
2. 初めての個室希望となる再入院時、いつもと違う心身状態であろう可能性がよぎった。また夜勤メンバーの組合わせが気になりながら、訪室を明日に見送り病棟を後にした。A氏からの訴えは翌朝であった。➡終末期の中でのステージの変化を敏感に察知し、寄り添う姿勢への切り替えを初期計画として共有することが必要であった。長年の信頼を一瞬で失うことになった。A氏にとっては絶望感を抱かせたと思っている。

振り返り

・緩和ケア病棟（娘の勤務する病院）に希望転院となった。
・長年療養を続ける中で、「どうしても治療が難しくなったらここで最期を頼むで」と笑顔で言っていた。

・妻が後日挨拶に来院し、「身体が辛くなったけれど、念願の大好きなお風呂に貸し切りでゆっくりつからせて頂いて、とても幸せそうな満足な表情でした。次の日に息をひきとったけれど、『良かったね、お父さん』と皆で囲んで最期を看取りました。あれだけお世話になって、急に皆さんのもとを去ってすみませんでした。長い闘病生活を支えて頂いたこと、本当に感謝しています。」

評価　　学び、経験に

・長年の信頼関係から、患者中心ではなく「我々のことを理解してくれている」という安心感と立場の逆転が生じていた。
・A氏の援助へのニードについて、不一致を修正できずじまいとなってしまったが、私たちはどのような状況下であっても患者の心身の変化を感じ取ることができる位置に存在しようと話し合った。
・管理者の視点での患者把握・対応も、その時・その場でのニードへの援助となるよう、様々なことへの「タイミング」の重要性を念頭に、私の管理観に今もつながっている。

参考文献

【飲用参考文献】
1)城ケ端　初子：実践に活かす看護倫理19（改訂版）,サイオ出版,2014
2)城ケ端　初子：看護理論からの出発,久美出版,2010
3)城ケ端　初子：看護理論と私part.1,久美出版，2007
4)日本看護協会：看護管理学習テキスト（第2版）,日本看護協会出版会,2017

ご清聴ありがとうございました

9．ドロセア・E・オレムの看護理論

平木　聡美

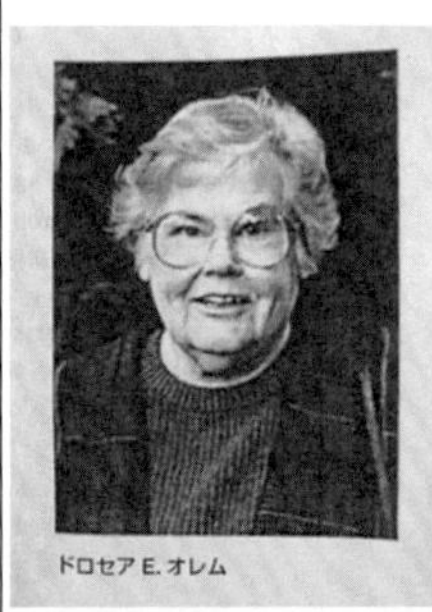

ドロセア・E・オレムの看護理論

平木聡美

ドロセア・E・オレムとはどんな人？①

年	略歴	世界の出来事
1914	米国メリーランド州ボルチモアで誕生。父・母・姉の４人家族	第一次世界大戦（1914-1918）
1934	ワシントンのプロヴィデンス病院付属看護学校で学び、看護師資格取得	世界的経済恐慌（1929）
1939	アメリカ・カトリック大学で、看護教育学士号取得	第二次世界大戦（1939-1945））
1940-1949	プロヴィデンス病院で看護部、看護学校で指導者として働く	世界保健機構（WHO)創立(1948)
1945	アメリカ・カトリック大学で、看護教育修士号取得	
1949-1957	インディア州保健委員会の病院施設内サービス部門で働く	
1985-1960	米国保健教区福祉省で、実務看護師訓練を向上させるプロジェクトに従事	
1959-1970	アメリカ・カトリック大学で看護教育に従事 准教授に就任後、看護学部長を務めた	
1970	「オレムアンドシール社」コンサルタント事務所を開設	
1971	最初の著作：「Nursing:concepts of Practice」オレム看護論	米国：ナースプラクティショナーの著しい進出(1970年代)
1976-1998	ジョージタウン大学　科学の名誉博士号、 その他、大学や団体から名誉学位、名誉賞を授与	
1980-2001	「Nursing:concepts of Practice」オレム看護論　第2版-第6版	
1998	ミズーリ大学　看護の名誉博士号授与	
2007	逝去（享年92歳）	

ドロセア・E・オレムとはどんな人？②

『看護の中心的な問題は何か』

この問いを自ら追求し続け看護論を生みだし、
その看護論の改訂を重ねるオレムは、
看護に対する飽くなき探求心と情熱を持っている人
といえる

理論の源泉

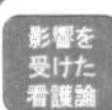

フローレンス・ナイチンゲール：「患者の回復する力を重視する看護」
ヴァージニア・ヘンダーソン：「ニード論」
アブデラ：「患者中心の看護」

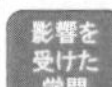

ゴードン・オールポート、マグダ・アールポート：米国の心理学者
タルコット・パーソンズ　：米国の社会学者
ウイリアム・ウォレット　：英国スコットランドの哲学者

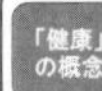

WHOの定義：**「健康」**とは、病気でないとか弱っていないということではなく、肉体的にも精神的にも社会的にもすべてが満たされている状態
→ヘルスケア：疾病の予防や健康の維持を強調

理論の焦点

自分の健康を主体に回復・維持・増進・疾病予防

『セルフケア』という視点

「ある人が生活し、生きていくのに必要なあらゆる行動を個々人が意のままに行える能力」：**健康維持の自己管理**

➢人間は、セルフケア能力を持つ存在であり、
自分でセルフケアができなくなった時、
できなくなると予測される時、ケアするのが看護である

オレムの看護理論の構成

看護システム理論

セルフケア不足理論

セルフケア理論

セルフケア不足看護理論の概念図

「セルフケア理論」とは

セルフケア（self-care）：健康維持のための自己管理

セルフケア要件とは：

①**普遍的セルフケア要件**
➡人生のあらゆる段階すべてに共通するもの

②**発達的セルフケア要件**
➡様々な発達段階や出来事、発達を阻害する出来事に関連して起こるもの

③**健康逸脱によるセルフケア要件**
➡病気やケガ、障害が原因で生じるもの

「セルフケア不足理論」とは

セルフケア不足とは、助けが必要であるということ

治療的セルフケア・デマンド
：健康やより良い状態を維持増進させるために必要な行動の評価

セルフケア能力（self-care agency）
：セルフケアを実施するための複合的な能力

看護能力（nursing agency）
：看護師が看護の必要性を決定し、看護計画の立案・実施において駆使される複合的な行動能力

「看護システム理論」とは

患者の状態が変われば必要な看護システムも変化する

①**完全代償システム**：全くセルフケアができない
⇒看護師が患者に変わって代償的な役割を実行する
②**部分代償システム**：一部分だけセルフケアができる
⇒広範囲で看護活動を必要としない
③**支援・教育システム**：ほとんどセルフケアが自分でできる
⇒看護師の役割は、意思決定を助けたり、知識を伝えたりすることに限られる

オレム理論での看護過程

①情報収集

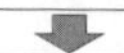

②セルフケア能力のアセスメント
③治療的セルフケア・デマンドのアセスメント
（普遍的・発達的・健康逸脱）

④セルフケア能力不足の看護診断（アセスメント）
・セルフケアを要する事柄は何か？
・セルフケア能力はどうか？

⑤看護計画の立案

オレム看護理論のメタパラダイム

人間：
人間は、自分の生命や良い状態を保つために、自己や環境を整えるように主体的な行動をする。また、人間を主体的に行動できる能力を持つエージェントととらえる。

環境：
個人のセルフケアに影響をおよぼすものである。

健康：
人間の構造、および身体的・精神的機能の全体性によって特徴づけられている人の状態。

看護：
看護能力はセルフケア不足に向けて発揮される。

【事例】

M氏　20歳　男性
・職業：学生
・家族背景：両親・弟の4人家族
・入院時の診断：外傷性脊椎損傷
・既往歴：特になし
・現病歴：交通事故により受傷

【看護目標】

① **活動と休息**　：車いすでの自立
② **排泄の過程**　：自己導尿と排便コントロール
排泄の自立
（普遍的セルフケア要件に関するもの）
③ **障害の受容**：自己概念を修正し、特定のセルフケアの必要性を受け入れる
（健康逸脱によるセルフケア要件に関するもの）

【看護計画】

この事例は、患者の変化に応じて提供する看護システムが変わる過程である

①入院～術後〇日　：ベッド上安静
本人ができることでも、してはいけない状況
→完全代償システム
②リハビリ開始時期　：ADL拡大・新しい状況に対して認識
→部分代償システム
③セルフケアの自立支援の時期　：移動：車いす
排泄：自己導尿
→支援・教育システム

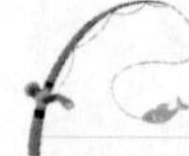

さいごに・・・

一人の人に一匹の魚を上げた場合には
その人のたった1回きりの食事を
満たすにすぎない
もし、その人に魚の釣り方を教えたなら
その人は生涯食べてゆくことができるだろう

（Kuan-Tzer）

【参考文献】

◆城ヶ端初子　編著：新訂版　実践に生かす看護理論19，サイオ出版，p.157-181.
◆筒井真優美　編集：看護理論家の業績と理論評価，医学書院，p.253-267.
◆黒田裕子　監修：改訂版　ケースを通してやさしく学ぶ看護理論，日総研，p.153-181.
◆南裕子，野嶋佐由美　訳：看護理論集　看護過程に焦点を当てて，日本看護協会出版会，p.113-135.

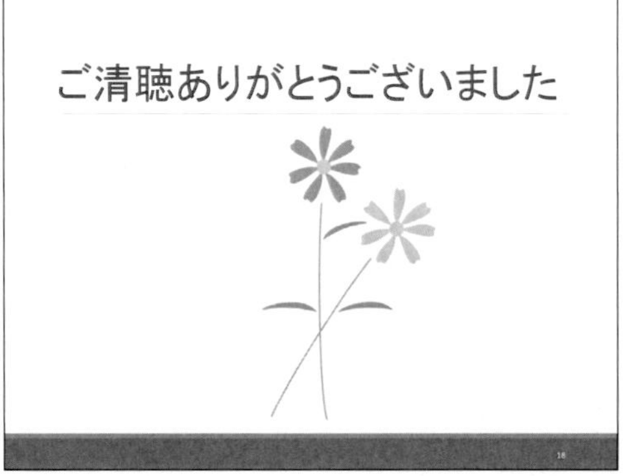
ご清聴ありがとうございました

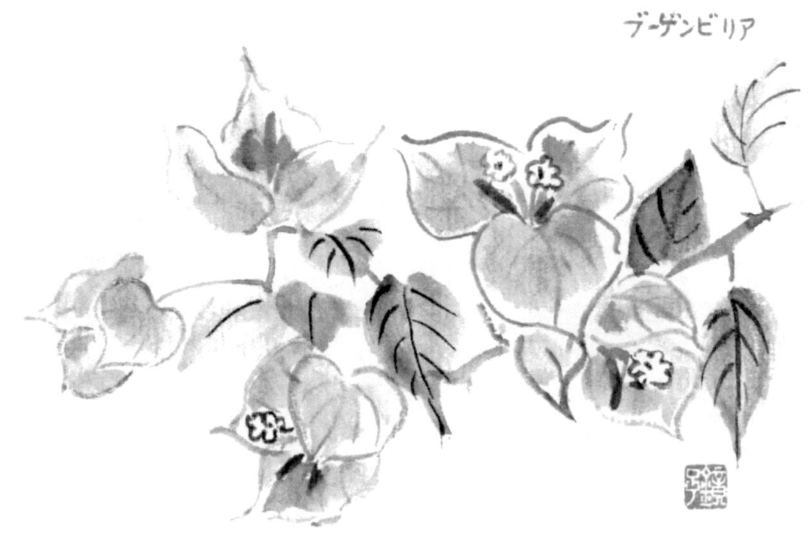
ブーゲンビリア

10. ワトソン看護論　岸本　沙希

ワトソン看護論

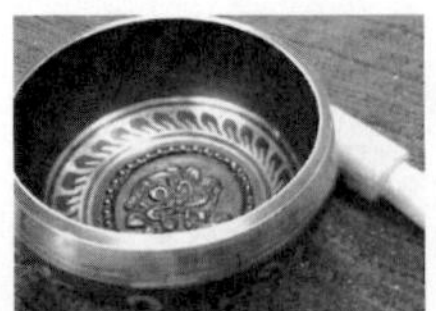

令和元年7月4日
大学院看護学研究科　20191003
岸本　沙希

概要

1. 背景
2. 理論の源泉
3. 看護のメタパラダイム
4. ヒューマンケアリング
5. トランスパーソナル
6. 10のケア因子とカタリスプロセス
7. 事例

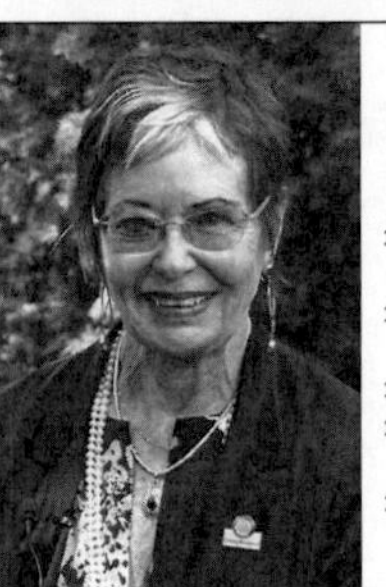

1. 背景

マーガレット　ジーン　ハーマン　ワトソン

1940年　8人きょうだいの末子
　米国ウエストバージニア州で出生
1961年　ルイスゲール看護学校を卒業
　その後結婚しコロラド州に転居
1964年　コロラド大学ボールダー校で看護学士号取得
1966年　同大学デンバー校で心理学・精神保健
　看護学修士号取得
1973年　同大学ボールダー校で教育心理学・
　カウンセリング領域の博士号取得

ワトソンについて

- 1973年　博士号取得後コロラド大学教員
- 1979年　著書　ケアリングの哲学と科学
- 1984年～1989年　コロラド大学病院　看護副部長
- 1985年　著書『ワトソン　看護論ー人間科学とヒューマンケア』医学書院
- 1986年　コロラド大学　ヒューマンケアリングセンター設立
- 1999年　著書『ワトソン21世紀の看護論ー
- ポストモダン看護とポストモダンを超えて』

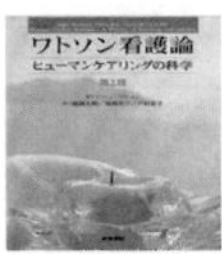

ヒューマンケアリングに関する賞賛

- コロラド大学　名誉教授（1992年）
- マーサ・ロジャーズ賞（1993年）
- 優秀看護学者（1998年）
- Norman　Cousins賞（1999年）
- 世界の国々より15の名誉博士号を取得
- コロラド大学デンバー校看護学部
　特別栄誉教授・名誉学部長
　国際ケアリング学会名誉会長

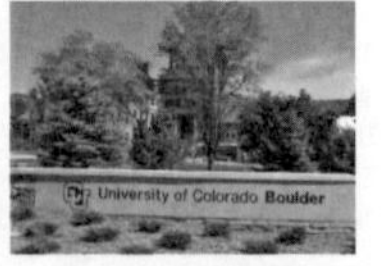

理論家の背景

1970年～
1978年　レイニンガー
「民族誌学的な観点から看護の概念を探求」
1979年　ワトソン
「ケアリングの哲学と科学」
1979年　マーガレットニューマン
「時間の主観的近くに関する研究を通じて健康について探求」

3大ケアリング理論家
レイニンガー、ワトソン、ベナー

ケアリング環境を創造すること

2. 理論の源泉

- ナイチンゲール、ヘンダーソン、ホール（看護の知識体系）
- レイニンガー、ロジャーズ、パースイ、マーガレットニューマン（看護理論家の世界観）
- メイヤロフ（ケアリングの概念）
- カール　ロジャーズ（トランスパーソナル心理学）
　心理学、社会学、哲学

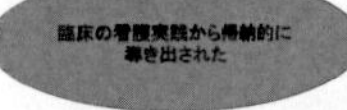

看護学、社会学、心理学、哲学などの理論から演繹的に導き出された

融合

ワトソンの個人的経験

- 1997年　左目の視力を失う大きな事故
- 闘病中に献身的に支えてくれた夫を失う

→ ケアリングの実践者であり、また自身がケアリングの体験者でもある

これらの経験を通じて、周囲の人々から受けるケアリングや自らが癒される過程を経験

3. 看護のメタパラダイム

1）人間
- 人間はかけがえのない存在
- ケアされ、保護され、尊敬され、尊重され、理解され、支援される

- 人間は時間、空間を超越する
- 現在・過去・未来と同時に共存できる存在である。

2）健康
- 健康とはプロセスであり、心、身体、魂の調和がとれた状態
- 内面の世界における主観的な状態
- 不健康とは必ず病気があるわけではなく、主観的な混乱や不調和
- ストレスは不健康をもたらし病気になることがある

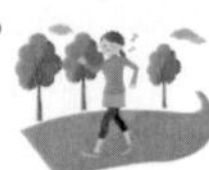

3）環境

・人間を取り巻く環境が健康に影響を及ぼす

・健康に影響する社会的環境およびケアリングの文化

・ケアリング環境がその人にとって最善の行為が選択できる
→潜在能力の発達を促す

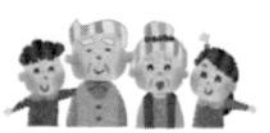

4）看護

・看護は健康についての人間科学の視点をとる。

・人間対人間のケアリングを通してより高いレベルでの調和を達成

・ケアリングとは看護の本質

・アートと倫理、化学を関連付け統合する

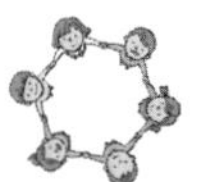

4. ヒューマンケアリング

・看護におけるケアは「行為」

・ケアリングは患者-看護師間の関係を通して成長する
・トランスパーソナルな関係におけるケアのことである。

・ヒューマンケアリング　11の前提(ワトソン看護論:ヒューマンケアリングの科学第2版 P.57)
・「看護の道徳的な次元での理念」
看護師と患者はそれぞれ異なる場を持っているが、
トランスパーソナルな関係であり、お互いの相互作用である

ヒューマンケアという価値観に関連した11の前提

① ケアと愛は、最も普遍的・神秘的かつ膨大な規模の宇宙の力である。
② ケアと愛は、見過ごされることがあるが、人間らしさの存続に不可欠である。
これらのニードを充足することによって人間性の維持・回復を実現することができる。
③ ケアの哲学と信念を看護の実践場面で生かすことによって、人間発達の文化に影響を与え、また社会に貢献することができる。
④ 自分自身をケアし尊重することによって、相手のことを心からケアし気遣うことができる。
⑤ 看護は人々の健康－不健康という現象に絶えず関心をはらい、常にヒューマンケアというスタンスをとってきている。
⑥ ケアリングは、看護の本質であり実践の場面においては扇の要のような位置にある。
⑦ ケアリングは、近代医療のシステムの中で重要視されなくなってきている。
⑧ケアリングの基盤は、バイオテクノロジーの進歩や官僚機構、官僚的制度などによって束縛され脅かされている。
⑨ 学問的にも臨床的にも、ヒューマンケアリングの維持・恒常は、今日および将来の看護にとって重要な課題である。
⑩ヒューマンケアリングは、人と人との「間主観的」なかかわりによって磨かれ実践に生かされる。
⑪ 看護は、ヒューマンケアリングの哲学を理論・実践・研究に活用することを通して、人類や社会に対して道徳的・科学的
に貢献できる。

ワトソン看護論ー人間科学とヒューマンケア,医学書院,東京,一部改変

5. トランスパーソナル

・ケアするものとケアを受けるものの双方が教え教えられる関係

・ケアするものがケアを提供されるものに人間的な影響を与え、与えられる。

・お互いの心が触れ、双方の経験や感情を共有し、魂の奥深いところで通い合う　一体感

6. 10のケア因子とカタリスプロセス

	10のケア因子　Watson,1979	カリタスプロセス　Watson,2008
1	価値観の人間的―利他的システム	自己と他者に対する愛情―優しさ/共感と冷静さの実践
2	信仰―希望をもてるようにする	心を込めてそこに存在していること；自分と他者が信念体系や主観的世界をもてるようにする
3	自分自身と他者との感受性を磨く	自分自身のスピリチュアルな実践を磨く；自己を超えて真正のトランスパーソナルな存在へ
4	助けること―信頼、ヒューマンケアリングの関係	愛情に満ちた信頼をケアリングの関係を維持する
5	プラスの感情もマイナスの感情も表出する	感情の表出を許容する；よく耳を傾け、その人にとっての物語を理解する
6	創造的な問題解決のケアリングプロセス	自己というものを使いこなし、ケアリングプロセスを通して創造的な問題解決を探る；知ること/行動すること/であることというあらゆる方法を用いる；ヒューマンケアリング-ヒーリング過程と様態というアート性に関わる
7	トランスパーソナルな教育-学習	ケアリングという文脈での真の教育-学習；ケアを受ける人が基準とする枠組みに留まる；健康-ヒーリング-ウェルネス・コーチングモデルへと移行する
8	支援的・保護的、および/あるいは矯正的な精神的・身体的・社会的・スピリチュアルな環境	すべてのレベルで治癒環境を創造する；エネルギー・意識・全体性・美しさ・尊厳・平安について、身体的にも非身体的にも、行き届いた環境を整える
9	ニーズの支援	敬意をこめて、丁寧に、基本的なニーズを支援する。聖なる実践として、他者の具現化された魂に触れることに、意図的なケアリング意識を持つ。他者の生命力/生命エネルギー/生命の神秘と手を携えて仕事をする
10	実存的-現象学的-スピリチュアルな力	人生の苦難・死・苦しみ・痛み・喜び・生活の変化すべてについて、スピリチュアルな・神秘的な・未知で実存的な次元に心を開き、注意を払う；奇跡はありうる。これが知識基盤と臨床能力の前提とされる

ワトソンと看護過程

・10のケア因子に基づいて行われる
①哲学的基礎の形成

②人間関係の促進

③病気に関連する心理的、身体的、社会・文化的、精神的な環境要因の認識

④トランスパーソナルなケア

⑤評価

7. 事例

・31歳　女性　Aさん　初産婦　35週
妊娠高血圧症候群　遅発型
切迫早産にて安静、リトドリン塩酸塩内服中
尿蛋白(+)　下肢浮腫(軽度あり)
検診時　血圧160/100台
自宅安静　塩分制限をしている

倦怠感が強い
血圧が高いと言われ無事に出産できるか不安が強い
立ち合い希望のため母親学級を夫婦で受講している
看護師である

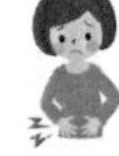

入院時

自分も看護師なので、知識の豊富で妊娠に対して体に気を遣ってきたのに、こうなってしまった。
本当に母子ともに無事でいられるのか心配。

そうですよね。心配になりますよね。

①哲学的基盤の形成
看護師はAさんの不安な気持ちに寄り添い、傾聴することが必要。知識があるのにこうなった・・・と責める妊婦に同じ看護師として気持ちを汲み取る。

心を込めてそこに存在すること

帝王切開での出産へ
血圧が高く、また微弱陣痛のため帝王切開となる。
帝王切開のため、立ち合いのもできなくなる。

安全を第一に考えてるのもわかっているけど帝王切開になってしまった。立ち合いの準備もしていたのに。血圧ももどるかわからない。看護師なので、他の看護師になかなか言えない。

手術室から出産まで一緒にいますよ。

②人間関係の促進
看護師は不安を表出させ傾聴する。看護師とAさんの立場を理解し、教え教えられる関係となる。

出産後

・帝王切開で出産後、血圧が高いため母児同室の許可がおりず、母子分離となる。

・やっと出産できたのに今度は赤ちゃんとも一緒にいられないのかという苛立ちがあり、仕方ないと思うと涙が出てくる。

赤ちゃんと離れ離れはつらい。いろいろ苦労して出産したのに。

看護師：血圧を管理しながら赤ちゃんを連れてきます。その方が気持ちも落ち着くしイライラもおさまるかもしれない。

③病気に関連する身体的、社会的、文化的精神的な環境要因の認識

看護師はAさんの気持ちを理解し、医師に相談し血圧が上がらないように注意しながら新生児と対面。精神的にも安定できるようにした。

面会後

・無事に出産できた喜びと母親としての役割を認識し、少しずつ笑顔が見られた。

・血圧が少しずつ安定し精神的に落ち着いた。

少しずつ赤ちゃんに面会していくことでイライラすることがなくなった。助かりました。

出産前からの気持ちを考えると早く赤ちゃんに出会って安心してほしいと思ったんです。

④トランスパーソナル

お互いが出産の経過を通して、また同じ看護師ということもあり、与え与えられる関係となり結びつきを感じられるようになった。

⑤評価

・Aさんの出産前からの不安と、看護師で知識はあるが思うようにいかなかった葛藤があり、看護師はそれを汲み取って傾聴した。これは人道的で利他的な価値観をもち、患者と誠実に関わっている。

・出産後も血圧のことはわかっているも母子分離となったAさんの気持ちを理解し、妊娠高血圧の知識をふまえて赤ちゃんとの面会を可能にしたのは、患者の経験の中に入り込み、お互いがトランスパーソナルな関係を築けたのではないか。

・ケアリングの結果、ケアの受け手に肯定的な変化があった。

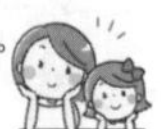

まとめ

・ワトソンはひとりひとりをかけがえのない個人としてケアすること

・人間科学の視点で看護を構築した

・それぞれの現象野のひとつの場で、内面的に深いつながりとして作り出されるのがトランスパーソナルな関係

・その中で、ヒューマンケアリングが営まれる

・ケアリングとは癒しであり道徳的理念であり価値観

参考文献

1) ジーンワトソン(2017) ワトソン看護論 ヒューマンケアリングの科学 第2版 医学書院

2) ジーンワトソン(2005) ワトソン21世紀の看護論 日本看護協会出版会

3) 城ヶ端初子(2015)新訂版 実践に生かす看護論 サイオ出版

4) 筒井真優美(2016)看護理論家の業績と理論評価 医学書院

5) 城ヶ端初子(2010)やさしい看護理論 ケアとケアリング メディカ出版

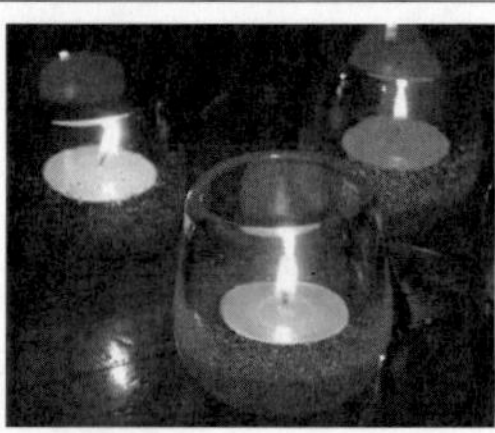

令和元年9月15日(日)
ワトソン博士 来日講演会 受講
テーマ:「ヒューマンケアリングの実践と教育」
会場:京都国際会館

ご清聴ありがとうございました

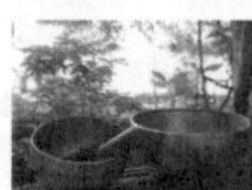

第5部

私のプレゼンテーション体験を語る

第1章　私の「看護理論」の授業におけるプレゼンテーション体験からの学び

1．ワトソン看護論の学びから

岸本　沙希

1．はじめに

私は「ケアリング」という言葉を耳にしたことはあった。しかし、それを十分に説明するには難しく、具体的な内容までは理解できずにいた。私自身の中で漠然としており、ケアとケアリングは何が違うのだろうか、と考えていた。そんな私が大学院看護学研究科の看護理論の授業の中で「ワトソン看護論」のプレゼンテーションを担当した。ワトソンはこれからの医学と看護において、治療（キュアリング）を主流にするのではなく、看護（ケアリング）を主流にしており[1)]、臨床で日々忙しく過ごしている私にとって看護として最も大切な本質的なものを振り返る良い機会になった。

2．ワトソン看護論を選んだ理由

ワトソン看護論は看護師と患者の人間関係やヒューマンケアリングを論じている。臨床で看護師と患者の関係性の大切さを実感している私にとって、とても興味深い理論だったため、自分自身も勉強したい思いがあった。また、看護理論プレゼンテーションの１か月後に偶然にも「ワトソン理論」の講演会が京都で開催され、参加する予定であったためとても楽しみにしていた。

3．ワトソンの社会背景

ワトソンはナイチンゲールやヘンダーソン、ホールなど多くの理論家の知識体系を踏まえたうえで、レイニンガー、ペプロウなどが土台となっている[2)]。また心理学、社会学、哲学などの理論や個人的経験も自身のケアリングとしている[3)]。個人的な経験として、ワトソン自身が左目を失明するほどの大きい事故に遭ったり、闘病生活を献身的に支えてくれた夫を失うという悲しみの体験をしている[4)]。このことから、ワトソン自身がケアリングの実践者となっており、身をもって体験していることで、お互いの人と人とのつながりが霊的・精神レベルでの理解ができるのではないかと考える。またワトソンはたくさんの功績が称えられており看護学の発展に今もなお貢献している。

4．ワトソン理論のプレゼンテーションを実施して

プレゼンテーションでわかったことはワトソンの背景からその理論の内容、ケアリングについて、しっかり事前学習して何が大切なのか、何を訴えるのかを考えながら発表することである。ワトソン自身を好きになり、この理論に対して自分自身も心から納得できることでプレゼンテーションす

ることができるのではないか。私は、ワトソンのケアリング理論は臨床でも十分に実感することができる。トランスパーソナルな関係についても人と人とが魂の奥深いところで通い合うことができる[5)]ようにケアをすることを常に念頭において、看護師と患者の関係を考え直す必要がある。臨床でも毎日実践している患者への傾聴や寄り添うことなどが、この理論に十分に当てはめることができる。そのため、ワトソンの理論をいつも頭に入れながら、看護実践に活かすことができるように考えることが大切である。

５．プレゼンテーションからの学び

私はプレゼンテーションをすることによってワトソンの理論をより深く学ぶことができ、とても共感することができた。ワトソン自身のことを知ることができ、親しみを覚えた。急性期病院ではどうしても治療が優先されがちになり、看護師は「看護とは何か」と、常に思い悩んで看護を実践している。ワトソン看護論のヒューマンケアリングを学ぶことでもっと患者を違う視点から人としての関係性を考えることができるのではないかと感じた。

これからもワトソンのみならず、他の理論家のことも学習していくことが必要だと感じた。

６．おわりに

ワトソンは講演会のはじめに、どの講演会でも儀式のように、シンギングボールを響かせて会場のひとりひとりを魅了していた。シンギングボールは不思議なほどに精神が安定し、瞑想することができる。私も体験することで身をもって感じた。ワトソンは、「ナイチンゲールが夜中ランプを照らし患者の様子を観察したように、看護師ひとりひとりがヒューマンケアリングの心の灯火を照らし続ければ、世界中の人々の健康と安寧、そして平和の実現に貢献できるのではないかと強く念じている」[6)]と述べている。この強い思いは看護師として持ち続けるべき思いであり､私も「ヒューマンケアリング」を看護の根底にあるものとして忘れないようにしたい。

＜引用・参考文献＞

１）城ヶ端初子（2015）：新訂版　実践に生かす看護理論19、サイオ出版、ｐ324.

２）前掲書１）、ｐ324.

３）前掲書１）、ｐ325.

４）筒井真優美（2015）：看護理論家の業績と理論評価、医学書院、ｐ344.

５）城ヶ端初子（2010）：やさしい看護理論②ケアとケアリング 看護観をはぐくむはじめの一歩、メディカ出版、ｐ82.

６）ジーン・ワトソン著、稲岡文昭、稲岡光子、戸村道子訳（2017）：ワトソン看護論　ヒューマンケアリングの科学、医学書院、ｐⅸ.

2．「ベナー看護論」プレゼンテーション体験からの学び

後藤　直樹

はじめに

看護師を目指すうえで、基本的な知識として看護理論を基礎教育で学んでいる。私の学生時代の記憶では、理論家の背景やどのように理論が生まれたのかなどの詳しい内容の学習ではなかったように感じる。この理論家は、このような内容のことを述べているというような、理論家とその理論の内容を組み合わせて覚える国家試験対策のような学びをしていた。また、ケースレポートなどで症例をまとめる際に、根拠づけるツールとして理論家の文章を引用に用いることがあった。しかし、翻訳された文章から内容を読み解くには学生にとって非常に困難であり、自己の関わりを振り返る中で一致するようなフレーズを探す作業をしていたように思う。そのような経験から、学生時代は看護理論に関して苦手意識があった。私は現在、看護師長として病院で勤務しているが、以前は専任教員として看護学校で勤務し基礎教育に携わってきた。看護師として勤務する中で、実習指導者講習会や認定看護管理者ファーストレベル教育課程などの研修で看護理論家について学び、専任教員養成講習会の研修会の中で、グループで理論家について調べ発表するといった経験をしてきた。そのため、看護理論については少しの知識は持っているつもりでいたが、大学院で看護理論について学び、個人で理論家について調べ、プレゼンテーションをする中で、多くの学びを得ることができた。そこで、私自身のプレゼンテーションでの学びを紹介したい。

1．選んだ理論家とその理由

私がプレゼンテーションを行った理論家は、パトリシア・ベナーである。ベナーを選んだ理由は、有名な理論家であり専任教員養成講習会では、他のグループの発表を聞いたという記憶があった。しかし、「新人や達人などを分類した理論」、「クリニカルラダーの分類で用いられている理論家」、という曖昧な記憶しかなかった。しかし、ベナーは、良く聞いたり雑誌や文献などで見たりする理論家であり、看護基礎教育に携わる者として、理解しておく必要があると感じた。そういった単純な動機から、ベナーを選択し、調べていくこととした。

ベナーは1943年生まれで、現在活躍中の理論家である。1984年に「ベナー看護論」、1989年に「現象学的人間論と看護」を出版。以降、「解釈的現象学」、「看護ケアの臨床知」、「ベナーナースを育てる」など多くの本や論文を書かれている。

2．その理論が生まれた社会背景

ベナーは、第二次世界大戦が終わる前の1943年に資本主義社会である米国で誕生している。「ベ

ナーは、ヴァージニア・ヘンダーソンから長年にわたって考え方の影響を受けている」[1)]。ベナーは、リチャード・ラザルスのストレスコーピングの研究やヒューバード・ドレイファスとシチュアート・ドレイファスの開発した「技能習得に関するドレイフェスモデル」を活用した研究に携わっていた。このような経験から、看護師だけではなく、多くの理論家からの影響を受けていたことが分かる。ほかに、現象学的なものの見方をハイデッカー、キルケゴール、メルロ・ポンティから、知の捉え方はポラニーから影響を受けており、このような理論家の考え方が「ベナー看護論」に活用されている。また、ベナーの看護理論は、多くの看護師からインタビューと看護実践場面の観察を通して看護実践内容をありのままに記述することで生まれている。このことから、ベナーの理論は臨床の実践場面から生み出されていることが伺えた。

３．プレゼンテーション発表で苦労したこと

プレゼンテーションは、口頭でパワーポイントを用いて行った。パワーポイントは16スライドとした。スライドの内容として順に、表紙、理論家の紹介、影響を受けた理論家、実践的知識と理論的知識、技能習得モデル、１段階：初心者、２段階：新人、３段階：一人前、４段階：中堅、５段階：達人、７領域と31の看護能力、ベナーの看護理論のメタパラダイム、事例展開①事例紹介、事例展開②看護師の行動を考える、まとめ、参考文献とした。

プレゼンテーションを行うにあたって、発表する理論を理解する必要があるため、ベナーの著書「ベナー看護論　達人ナースの卓越性とパワー」や、各理論家の理論の内容が分かりやすくまとめられている書籍などを集め、どのような人物か、理論の生まれた背景や、どのような理論かを調べていった。ベナーの著書は、他の理論家の本に比べ、非常に読みやすく理解できるものであった。また、看護実践の場から生まれたことを証明するかのように、多くの事例が挙げられているため、理論の理解が深まった。このように非常に理解しやすい理論であったため、私は苦労したというような思いを感じなかった。わかりやすく言葉を伝えるためには、具体的な例を挙げることが必要であるが、そのような例に関しては、ベナーの著書や、分かりやすくまとめられている書籍で理解が深まった。このようなことから、プレゼンテーションの場面においても例を挙げ、説明を行った。

４．プレゼンテーションからの学び

プレゼンテーションは、緊張し原稿ばかり見ている状況であった。そのことに加え、看護理論のメタパラダイムがプレゼンテーションの最終部分にあったため、プレゼンテーションを行う前に確認が必要であった。しかし、プレゼンテーションを行うことで、私自身がベナーの看護論について理解でき、自信を持って他者に伝えることができるようになった。また、臨床や教育場面の経験を振り返り、理論を用いて実践につなげることが理解できた。さらに、大学院でプレゼンテーションを行い、学生同士のディスカッション、教授の助言を頂き、ベナーの看護理論の知識が深まったこ

とや、プレゼンテーションの方法についても改善点を明らかにすることができた。このことから、プレゼンテーションを行うことで、多くの学びを得ることができ、良い経験となった。

5．今後の課題

今回、プレゼンテーションを行い、教授からの助言の中で、ベナーの看護論はさらに発展していることを知った。様々な書籍で理解を深めるだけではなく、現在も活躍している理論家においては、来日講演会に参加し直接理論家にふれることも必要である。

おわりに

看護理論とは「看護という事象について記述し説明し、またある現象が他の現象に与える影響を予測しようとするもの」[2)] とあるように、私たちが日々行っている看護実践を記述し説明することが必要だと考える。ナイチンゲールが「看護覚え書」を出版してから、多くの理論が生まれ看護を行う私たちに大きな影響を与えている。今回私は、プレゼンテーションを行うことで理論について理解を深め、さらに身近なものに感じることができた。理論と実践は別なものではなく、私たちは実践と理論を結び付ける努力が必要である。実践と理論を結び付けることで、自己の看護観の構築にもつながると考える。看護学生や看護師は、看護理論に対して苦手意識があることは払拭できない。このことから、対象者にプレゼンテーションを行い、理論を広め理解を深めることが必要ではないか。また、研修や授業の中で対象者がプレゼンテーションを行うと、理解が更に深まると考える。私は、看護理論と実践を結び付けるような看護教育を行っていきたい。

文献

1）城ヶ端初子（2018）編著：新訂版 実践に生かす看護理論19　第２版,サイオ出版,p199.

2）前掲書１）p11.

3．ヒルデガード・エリザベス・ペプロウ　―人間関係の看護論―

片山　初美

現在私は、糖尿病看護認定看護師として、日々外来で糖尿病患者の療養支援を行っている。臨床で看護理論を活用しているかと問われたら、「研究発表のため、自分自身が行った看護実践を振り返る手段として理論を活用している」のみで、理論は、看護教育や研究領域で活用されるという認識が強く、大学院で看護理論を学ぶまでは、理論に対する苦手意識も高かった。しかし、そのような私の看護理論に対する苦手意識が和らいだのは、看護理論の授業の中で、自分が選んだ理論家についてのプレゼンテーションを行ったことがきっかけである。

私がプレゼンテーションに選んだのは、「ペプロウの人間関係の看護論」である。この理論は精神科看護師としてのペプロウの豊富な臨床経験の中で生まれた理論であり、看護師—患者関係のプロセスを追いながら、看護師としての役割を意識して関わることで、患者が良好の状態に向かうことが可能になるという考え方が基本となっている。私自身、授業で学ぶまでは、ペプロウの看護理論に対する知識は、ほぼ皆無であった。誰の看護理論についてプレゼンテーションするかは自由であったが､ペプロウの「質の高い看護実践のためには対人関係の発展が重要なポイントになる」「患者と看護師は互いに学び成長していく人間と人間との関係である」[1)]という考えに共感し、ペプロウの提唱する看護理論について学びたいと思った。そしてこの看護理論は、療養支援を行っている私にとって分かり易く、臨床の現場でそのまま活用できるのではないかと、直感した。

「精神科看護の母」として知られるペプロウは、1909年ペンシルヴェニア州レデイングに生まれ、ドイツ系ポーランドからの移民家族の両親のもとで次女として育った。1920年代、アメリカは持続する繁栄の時代であったが、決して裕福な家庭ではなかったペプロウは、“部屋代と食費がただで、そのうえ月給がもらえる”という理由で看護の道に入ることを決めた。のちにペプロウは、「看護の道に入ると決めた動機は問題ではなく、なぜそこに留まったかが重要である」[2)]と述べている。子どもをもつ女性がほとんど働くことのなかった時代に、未婚の母となり子育てと仕事を両立させた。看護の道に留まったのは、「看護という仕事そのものに強い興味を抱いたこと、自分の能力を開発させるよい機会であったこと、看護を公共の利益の中で、専門職として進歩させる手助けができたことが重要であった[2)]。」と述べている。第二次世界大戦では、陸軍看護隊に入隊し兵士の看護を行った。戦争終了後も、戦争により、身体的・精神的問題を抱える人が多く、政府が積極的に看護教育や研究を支援するようになったという時代背景があった。

看護理論を学ぶ時には、理論が開発された社会情勢やその時代に生きた人々のニーズを知ることが重要である。私が理論に対する苦手意識が高かったのは、理論だけを理解しようしてきたことも一因だといえる。今回のプレゼンテーションを通して、ペプロウの経歴や人物像を知ることで、より理論が身近に感じられたことは言うまでもなく、「理論が開発された時代背景も含めプレゼンテーションを行うように」という課題を出して頂いた城ヶ端先生に感謝したい。

次に、私が学んだペプロウの看護理論について少し述べたいと思う。理論の前提となっている考えは、「看護師の援助から、患者が何を学ぶかは、看護師の人となりにかかっている」「看護は、パーソナリティの発達を促進し成熟させる役割がある」[1)] というものである。ペプロウは、看護には目的があって、その目的に向かって連続して行われる活動であり、看護師─患者関係は4つの段階を踏むと述べている。まず、患者と看護師が初めて出会う時、看護師は未知の人である患者をあるがままに受け止める関わりから始める。この最初の段階を「方向づけ」とよび、これから続く重大な仕事の準備段階である。次は、「同一化」の段階であり、患者は自分のニードを満たしてくれそうな看護師を選択し、看護師も患者を理解するようになる。患者は病気による恐怖感を和らげてくれる人物と同一化することで問題を自己解決していく。次に、「開拓利用」の段階であり、この時期の患者は、自分のニードに応じたサービスを利用し自信をもって問題に対処できる様になる。最後は「問題解決の段階」で、患者のニードが満たされ問題が解決すると、患者は看護師から独立し、看護師と患者の関係は解除となる。最終段階は、同一化から抜け出し、一人立ちできる能力を身につけ、それを強めていく段階である。

さらに、プレゼンテーションでは、理論を自分の経験した事例に活用して発表するという課題が出された。私は、入院時に病棟で出会った糖尿病患者に活用しプレゼンテーションを行った。事例は、元来健康に自信があり、健康によいと言われることは積極的にとり入れてきた壮年期の男性独身患者で、病気を治すためには気合が必要だという考えを持っていた。この患者が初めて糖尿病と指摘され、生涯インスリン注射を継続しなければならないことを宣告されてから、退院までのプロセスを、ペプロウの提唱した4段階に分けて考えた。最初は病気の受け入れが悪くもっと早く病院に行かなかったことを後悔しており、病気に対する不安が大きい時期で、患者の身体症状への理解、不安やニードの把握に努め、受容・共感的態度で関わった（第1段階：方向づけ）。その後患者は、看護師と関わるなかで、今までの生活を振り返り、間違った健康認識に気づいた。私は行動変容の準備段階と捉え、患者の能力、不安、ニードの把握に努めた（第2段階：同一化）。その後患者は、徐々に病気を受け入れ、病気のことについて色々教えて欲しいと訴えるようになったため、患者が望む、今後の自己管理に必要な情報を提供するように努めた（第3段階：開拓利用）。さらに、高齢の母親のためにも自分は元気でいなければならないと考えるようになり、退院後の具体的な行動計画を立てるようになったため、私は患者の自己決定を支援する関りを行った（第4段階：問題解決）。実際の事例を活用し振り返ることで、理論だけを考えている時には理解しにくかったことも理解し易くなり、自己の学びをより確実なものにするために有効的であった。

今回行った看護理論についてのプレゼンテーションは、理論の内容だけでなく、その理論が導きだされた時代背景や理論家の経歴、臨床での活用方法まで含めるという課題であった。プレゼンテーションを行うということは、自分自身がその理論に関して十分に理解している必要があり、最初は“できるだろうか”という不安の方が大きかった。今まで、理論について学ぶ機会はあったが、その時代背景や理論家の背景まで学習することはなかった。最初、理論を理解するのに、理論が生まれた背景まで知ることの意義が感じられなかった。しかし、これが嬉しい誤算であった。私は、ペプロウの幼少期から看護師になるまで、臨床経験を経て大学の教授になるまでを知ることで、理論に対する興味を持つことが出来たし、学習を終える頃には、ペプロウのことが大好きになっていた。

講義を聴くだけの授業ではなく、自己の学びを発表するという授業スタイルは、難解な理論を習得するために有意義であった。

理論とは、私たちが看護を行う上でなくてはならないものであり、理論がなければ目指す方向を見失ってしなう、理論はいわば看護の道しるべのようなものだ、と考えている。しかし残念ながら臨床の現場で理論が活用されることは多くない。それは、大学院で理論を学ぶ前に私が感じた様に、理論という言葉に対する拒絶反応なのか、難しくてややこしいという先入観が先にたってしまうのだと考えられる。

さらに、今まで私が自分自身の看護を振り返るために活用していた中範囲理論に対し、何となくしっくりこないと思っていたことがあった。それは、殆どの理論は海外で生まれたものであり、そもそも日本とは対象者の文化的背景が異なるため、活用し難いのではないだろうか。「我々は、米国で開発された理論書の翻訳で学習し、それを臨床や教育に活用してきた歴史がある。しかし、米国で誕生した理論は、その国の人々を通して検証したものであり、文化や価値観が異なれば必ずしも患者に適合した理論とはなりにくい側面がある。看護理論の主要概念が理解できなければ理論そのものがわからないと遠ざけられてしまう傾向もあるように思う。従って、これからは日本文化、価値観、生活様式などを含めて日本文化に根ざした看護理論の構築が望まれるところである。」[3)]と述べられているように、私が活用している中範囲理論に対し、何かしっくりこないという漠然とした思いは、やはりこのためであろう。

私は、糖尿病看護認定看護師として活動して９年目となる。「21世紀の看護師の知識ニーズを満足する重要で有用な理論を開発するという課題は、私たち看護師の前に残されている[4)]」私自身の大きな夢ではあるが、臨床で働く認定看護師だからこそ、自分自身の軌跡を形に残したいと思っている。

文献

１）城ヶ端初子編著（2013）：実践に生かす看護理論19、サイオ出版、90-97

２）バーバラＪキャラウェイ、星野敦子訳（2008）：ペプロウの生涯、医学書院

３）城ヶ端初子、大川眞紀子、井上美代江（2016）：看護理論の展望と現状および展望、聖泉看護学研究科（５）、1-12

４）中木高夫、川崎修一訳（2008）：看護における理論構築の方法、医学書院

4.「パトリシア・ベナー看護理論」のプレゼンテーション体験からの学び

山口　昌子

1、なぜベナーの看護理論を選んだのか

私は大学院の授業で現象学を学んだ。現象学とは、日本語大辞典では、「事物の本質そのものを問うのではなく、それがわれわれの経験にとって現れてくる状態を扱う学問」と記載がある。私の目の前に現れる象（かたち）である「現象」の成り立ちを解明する学問だ。現象学の学びの中で特に印象的だったのは、気づかいの第一義性の項で、ベナーの看護理論に「熟練看護師の実践を分析するときには、それが気づかいという背景の下でなされていることを考慮する必要がある」[1)]つまり熟練看護師の柔軟な態度や多様な対応ができるのは、状況に自ら巻き込まれ関与することである。ベナーは患者を気づかい、患者の状況に巻き込まれることが、柔軟な看護ケアに関与していると述べた。自分の看護実践の中で振り返れば、難事した事例では、患者のおかれている現状を十分理解でき、患者の気持ちに寄り添うことができた時は、医療的ケアがスムーズにできた経験がある。榊原氏が言うように、「患者も医療者も、ともに人間であり傷つきやすい仲間であることの自覚をも促すこと、そしてこの自覚こそが、患者に向き合い寄り添う医療ケアを可能にすること、さらに患者に向き合い寄り添う医療ケアが、医療者の安らぎにも繋がる」[2)]と述べている。だからもっとしっかりベナーの看護理論を知りたいと思い、看護理論のプレゼンは、ベナーの看護理論を選んだ。

2、ベナーの看護理論と私の思い

「ベナーの看護理論は多くの看護師からのインタビューと看護実践の観察をとおして、看護実践のありのままを記述することで生まれた」[3)]看護師が自分たちでも認識していない優れた知識があることを発見したのである。ベテラン看護師は穏やかに話しかけながら寄り添い、気遣い、そして信頼関係を築いてケアしていくのである。私はベナーの看護理論をプレゼンするとき、ベテラン看護師のように穏やかに話しかけながら、ありのままの自分を示し発表しようと考えた。

ベナーは実践で心臓ケア病棟・集中治療室・急性期の看護ケア・訪問看護を経験し、その体験を活かし、「優れた実践家の技を描くためには、現場の優れた実践家を見る（参加観察）ことと、どのように実践しているのか直接聞くこと（インタビュー）が一番である」と考え論文をまとめた。その数は1000人以上の看護師に対して調査を行いナースの熟達段階をベナーは5段階で示した。看護師のキャリアが「Novis（初心者）」「Advanced Beginner（新人）」「Competent Proficient（一人前）」「Proficient（中堅）」「Expert（達人）」の5段階に分類されることを発見し、看護師にとって「経験年数」ではなく「経験の質」が重要であると説いた。私は、ベナーがどれだけの動力をこの論文を仕上げるために使い、計り知れない時間と努力そして情熱を注ぎ込んだと感じた。また、

その成果はアメリカン・ジャーナル・オブ・ナーシング（AJN）を２度受賞1984年『From Novice to Expert:Excellence and Power in Clinical Nursing Practice』（ベナー看護論　達人看護師の卓越性とパワー）。1989年『The Primacy of Caring:Stress and Coping in Health and Illness』（現象学的人間論）という名誉を与えられ評価された。このことを知り、私はいつの間にかパトリシア・ベナーを尊敬し感謝の気持ちでいっぱいであった。現在の看護実践は、この理論に基づいている。それは、日本の看護協会が開発した「看護師のクリニカルラダー」に該当する。レベル１の初心者からレベル５の達人までの５段階評価を採用している。ラダーには「看護師歴何年目」という表記はなく、看護師としての質を重視した評価でおこなっているところは、ベナーの看護理論と同じである。

３、ベナーの看護理論が生まれたころの社会背景

この論文が作成、調査されたころの時代背景を調べてみた。ベナーは1970年カリフォルニア大学サンフランシスコ校・内科・外科看護を専攻し修士号を取得した。そのころ、ロジャース看護論、オレム看護論が発表された。日本では1975年に日本で初の看護大学として千葉大学看護学部が開設され、1979年には修士課程が開設された。このことにより日本の看護教育は、アメリカより遅れていることが言える。

社会背景としては、ベナーが修士を取得した同じ年の1970年に日本万国博覧会が大阪で華やかに開催された。戦後、高度経済成長を成し遂げアメリカに次ぐ経済大国となり日本の象徴的な意義を持つイベントであった。このころ大きな事件としては、よど号ハイジャック・浅間山荘事件が起き、1980年にはAIDSの流行、イラン－イラク戦争が勃発した。この同じ年に、1980年にロジャース「看護：ユニタリー・マンの科学」、ロイ「ロイの適応モデル」、レイニンガー「ケアリング」、1981年キング「キングの看護理論」が発表された。そして1984年『From Novice to Expert:Excellence and Power in Clinical Nursing Practice』（ベナー看護論　達人看護師の卓越性とパワー）が発表された。

４、プレゼンからの学び

私がプレゼンを行うときに気を付けていることは、「相手にわかる言葉で話す」「相手の目を見て話す」「笑顔で話す」「元気いっぱいで話す」である。いかにかみ砕いて話せるかを考えてプレゼンする。今回のプレゼンを通して私は、知識が増えれば自信をもって語ることができる。知識がなければ話せない。つまり知識がなければできないことを知った。ただ理論を説明するのではなく、そのころの社会情勢や他の看護理論の順なども考え伝えることで、理解しやすいことを知った。また、自分が感じた印象をプレゼンの中に入れることにより、プレゼンの成否が決まることも知った。自信をもってプレゼンすることは、何よりその人にほれ込むことであると感じた。私は、ベナーの情

熱ある論文にほれ込み、その思いをもってプレゼンさせてもらった。しかし、多くの内容を15分で発表することは、要点を絞って話さないといけないため、話したいことが話しきれず、伝えることも十分ではなかったと感じた。

5、プレゼンに対する自分の思い

プレゼンで大切なのは、声と人を魅了する表現、そして自信をもって話すことだと思う。人を動かす印象付けるプレゼンは、話すときの情熱が大切である。今後、排泄ケアのプレゼンを行うときは、ベナーの看護理論を入れ、患者を気づかい、患者の状況に巻き込まれ、柔軟な看護ケアが実践できるようにプレゼンしたいと思う。ベナーが看護理論を論文にした情熱には及ばないが、いつまでも仕事に対する情熱を失わないようにしたいと思う。そのためには絶えず新しい知識を意欲的に学ぶ姿勢を持ち続けたい。

引用文献

1）パトリシア・ベナー・ジュディス　レーベル著（1999年）現象学的人間論と看護、医学書院、P6

2）榊原哲也、(2020年11月14日閲覧)：現象学という哲学の視点から医療ケアを考える、http://www.webchikuma.jp/articles/-/1413

3）城ヶ端初子編著、(2018年)：実践に活かす看護理論　19、サイオ出版、P200

参考文献

1）内藤誼人著、(2013年)：話ベタでも成功するプレゼン、日経BP社

2）渡部欣忍著、(2014年)：あなたのプレゼン誰も聞いてませんよ、南江堂

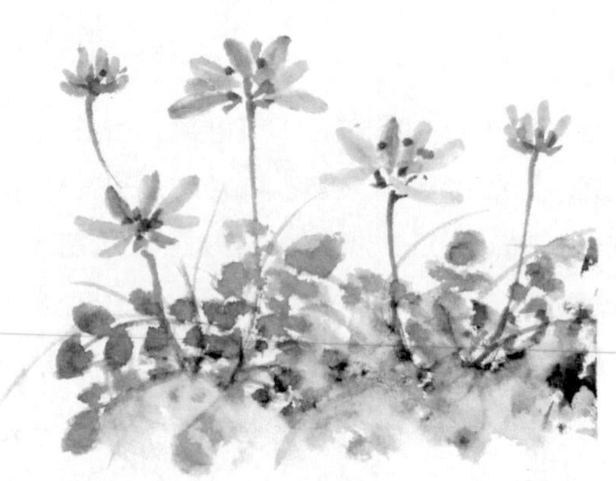

5.「シスター・カリスタ・ロイ看護理論」のプレゼンテーションからの学び

中川　加奈子

（1）シスター・カリスタ・ロイの看護理論を選んだ理由

私は、急性期の病院で日々看護実践を行っている。看護を実践している中で、看護過程を展開していく際に、現在置かれている状況と、今後考えられる状態や状況を身体面、精神面、社会面の3側面で考えてきた。

ロイの看護理論は「適応モデル」で、2つの仮設（科学的仮説、哲学的仮説）が適応概念の基本である。ロイは人間を生理的様式、自己概念様式、役割機能様式、相互依存様式の4つのシステムにより環境に適応していく生物と定義している。

ロイは、「人間を全体的適応システム」ととらえ、看護の目標を「適応促進し生命・生活過程を整え、人間の健康、生命・生活の質、尊厳のある死に貢献すること」（1999）としている[1)]と書かれており、ロイの適応看護モデルは、人間がもつ様々な状況の中に適応していくことを理解することである。

今回、ロイの看護理論を学ぶ事で、患者が刺激に対してどのような反応をし、どのように適応していくのかを、一つ一つの言動や行動に対しての過程を評価し、これからの実践で概念や理論を使いながら患者を深くとらえることができないかと思い、このロイの看護理論を選んだ。

（2）ロイの看護理論と時代背景

シスター・カリスタ・ロイは、1939年にロサンゼルスで生まれ、14人兄弟の長女として育った。カトリックの信仰と希望、他者・社会への奉仕の精神が常に中心にあった家族の影響を受けた。1963年で看護学士号、1966年に看護学修士号、1973年に社会学修士号、さらに1977年38歳の時に哲学で博士号を習得した。ロイの理論が生まれた背景としては、1960年米国では大きな社会変動が目前に迫っていた。米国社会は常に、世界のほとんどの国に比べて、開放的かつ流動的であった。しかし、米国は主として、古い家系の白人男性に支給されている現実もあった。

1960年代にはそれまで表に出なかったグループあるいは従属的な地位にあったグループが、より積極的に主張をし、力をつけ始めた。それはアフリカ系米国人、アメリカ先住民、女性、「新移民」の白人少数派の子孫、そしてラテン系米国人などであった。彼らを支配したのは、かつてない規模の若者人口であった。第二次世界大戦世代の親から生まれた子どもたちの多くは、「対抗文化」と急進的な政治思想を支配し、文化的、民族的多元主義を特徴とする新しい米国を推進した。これは親の世代にとっては不安であった[2)]。また他にも、女性解放運動、ラテン・アメリカ系米国人の運動、アメリカ先住民運動、対抗文化などもあった。ロイはこのような激動の時代を過ごしてきたと言える。

（3）プレゼン発表で苦労したこと

今回のプレゼンテーションにあたり、看護理論の講義として自分でまとめてプレゼンテーションを行うことが初めてで、看護理論の理解や資料の作成など苦労した。

プレゼンテーションにおいては、時間にゆとりを持ち、相手の立場に立って、相手に何を伝えたいか目的をしっかりと理解したうえでプレゼン資料を作成すること。発表においては、はっきりとした言葉で話し、どこがポイントなのか伝えられる余裕を持つことが大切である。発表をする時は、発表する題材の充分な理解と知識が必要であることを学んだ。

（4）ロイの看護理論のプレゼンテーションからの学び

ロイの看護理論では、4つの適応様式として、様式でアセスメントすることでどのような状況におかれても、適応できる潜在的能力があり、看護師は適応を促進するために反応を見逃さず観察する視点を持たなくてはならない。現場での日々の看護は、ロイの理論のように現在の患者の状況は背景を総合的に判断し看護過程を展開している。ただ現場では、ロイの看護理論としての展開ではなく、日々目まぐるしく変化する患者に対しての看護師の経験での行動であると考える。プレゼンテーションを行ったことで理論への理解が深まり、ロイの理論が看護理論と実践のつながりや、看護理論を実践に反映させることの示唆となりスムーズに実践で活用できる理論であることが改めてわかった。

（5）私の課題

これからもプレゼンテーションを沢山することになるが、しっかりと知識を入れて理解し、プレゼンテーションが行えるようになりたい。大学院での学びから、看護理論の臨床実践で活用ができないかを考えてみた。急性期の現場では、看護理論を振り返り、看護活動を行っているなかで、看護理論としては意識をしていないが、看護理論の活用はできている。看護理論を意識して看護活動することで、臨床の現場と看護理論の結びつきが確実に行えることができ、本質的に説明や予測が可能となる思考が生まれ、看護の質の向上につながることを学んだ。今回の学びを活かして、臨床の看護理論を活用できるように働きかけたい。

引用文献

1）城ヶ端初子編著、(2018)：看護に活かす看護理論　19、サイオ出版、P140

2）About THE USA (2020年11月15日閲覧) 米国の歴史の概要：https://americancenterjapan.com/aboutusa/yranslations/3492/

参考文献

1）筒井真由美編集、(2020) 第二版：看護理論化の業績と理論評価、医学書院

2）城ヶ端初子、(2010)：看護理論からの出発、久美出版

６．看護理論のプレゼンテーション発表からの学び

近野　由美

１．私がプレゼンテーションに選んだ看護理論

私の看護理論との出会いは、看護基礎教育における臨床実習で活用した「ヴァージニア・ヘンダーソン著「改訂版・看護の基本となるもの、昭和50年６月　第５刷」であった。この14項目に沿って情報を収集しアセスメントするという体験であった。その後、いろいろな看護理論と出会い学ぶ中で、今回、大学院で看護理論のプレゼンテーションをするという課題に取り組んだ。

私が選んだ看護理論は、ヒルデガード・E. ペプロウ（Hildegard E. Peplau、1909～1999）の「人間関係の看護論」である。ペプロウの看護理論には、看護師－患者関係が対人関係的プロセスであるという考え方と精神力学的看護という２つの基本的な考え方があり、看護師－患者関係を「方向付け」「同一化」「開拓利用」「問題解決」から構成される４つの局面として説明されている。さらに看護師は患者に対して「未知の人の役割」「代理人の役割」「教育者の役割」「情報提供者の役割」「カウンセラーの役割」「リーダーシップの役割」という６つの役割をとるとされている。また、ペプロウは、精神科看護の実態を明らかにし、患者とその患者を援助する看護師が互いに影響し合って変化し、成長しながら援助していく課程として「精神力学的看護」という考え方を示し、看護師と患者の関係が治療的人間関係のプロセスであるとしている。

２．ペプロウの看護理論を選んだ理由

私が自分の職業として看護を選んだきっかけは「手に職をつける」という古典的な母からのすすめであった。しかし、高校生として臨床実習を経験する中で「対人間を職の中心」とする難しさを実感し、看護の知識や技術を習得することと共に「人と接すること」に慣れていかなければならないということに気づいた。就職してからは、対患者とその家族だけではなく医師との関係や上司、同僚、後輩等との関係を良くすることが患者援助にも影響するのであると考えるようになった。そのため、いろいろな看護理論を知る中で「対人関係論」を基本的な考えとするペプロウの看護理論に関心を持ち、もう一度、その考え方を学び直そうと考えたことがこの理論を選んだ理由である。

３．ペプロウの理論が生まれた社会背景

看護理論の発展は、1880年代ナイチンゲールの「看護覚え書」に始まり1950年代看護教育・管理のための教育課程が開設され、ペプロウはその卒業生の一員であった。この頃看護の専門誌の発刊や、看護的研究に取り組まれるようになり、看護実践に関する多くの考え方が発展しいろいろな理論が開発されるようになった。そのような背景の中1952年にペプロウが「看護における人間関係論」

を発表した。「理論として取り上げるペプロウの人間関係の看護論は、主として1940年代に構築されたものである．当時の米国の精神科病院は巨大で、多くの精神障害者が収容されていたが、抗精神病薬の開発は十分ではなく、激しい精神症状を呈する患者には、電気ショック療法などによって症状を抑えるということが行われていたと考えられる．こうした中で、フロイトの精神分析の流れを汲むネオフロイディアンといわれる精神分析学者、すなわち、ハリー・スタック・サリヴァン（Harry S.Sullivan）やエーリッヒ・フロム（Erich S.Fromm）などがおり、ペプロウもこうした精神分析的な精神医学の影響を強く受けたと思われる」[1)] とされている。

4．プレゼンテーションからの学び

今回のプレゼンテーション方法を考えるときに、まず、スライドのデザインを決めカラーを選ぶところから始め、ペプロウの人間関係論を伝えるには落ち着きのある「緑」がテーマとしてふさわしいと考えた。また、プレゼンテーションに際して画面の動きも意識し、「シャボン玉のようなバブルがゆっくりと動く」というデザインを選んだ。それは、見ている人にも落ち着きを感じて頂くことができ、ゆったりとした感覚の中で聞いて頂きたいと考えたからである。

「理論を語る」というとどうしても堅苦しいイメージを持ってしまうが、ペプロウの人となりを見ると、９人きょうだいの次女として生まれ子供の時代から自立を求め、経済的に有利な看護師の道を選んだといわれる「自立した女性」というイメージを持つ。しかし、その看護実践は精神科看護をする中で、患者の学習を促進することや患者の能力を発展させ活用すべきだということを中心にしながら「患者と看護師の関係において共に成長する」という人間的な部分が見られる理論となっている。その点が共感できるところでありそれが正しく伝えられるかということも意識した。スライドの作り方では「文字の大きさ」「伝えたい言葉の強調（色を変える）」「図表の配置」などの工夫をした。また、発表するときの「声のトーン」「語りのスピード」「抑揚」にも気を配りながら進めることができた。

ペプロウの生涯は、「看護師として精神科病院で働き、看護実践の中から人間関係の理論を生み出していく時期、教員となり大学院で高度実践家の育成をして看護専門職としての看護師教育に取り組んだ時期、ラトガーズ大学退職後、国内外の看護専門職能団体などにおいて看護の専門性の確立と看護の社会的な地位の獲得に尽力した時期に分けることができる」[2)] と述べられているが、実践者として確立した理論を広め、看護専門職の育成にも目を向けていることに触れその功績の大きさに感銘を受けた。

また、プレゼンテーションの内容を吟味する中で、ペプロウのいう「人間関係の看護論」の前提をみてみると「ペプロウは、『人間関係の看護論』の中で「看護は、看護場面における学習の効果として患者と看護師の双方が成長するときに支援的なものとなる」とし、基礎となる仮設（guiding assumption）２つをおいている（Peplau/稲田ら、1952/1973,pp.9-10,Peplau,1991,pp.ix-x）．

１つは、「病気で看護を受けた経験を通して各人が何を学ぶかは、看護師個人の人となりによって本質的に異なる」であり、もう１つは、「パーソナリティの発達を促し、それを成熟の方向に育てていくのは看護および看護教育の役割である．それには、日常の人間関係上の諸問題や困難と取り組むプロセスを導いていく原則と方法を活用することが必要である」としている．
また、ペプロウ（1991）は、理論の前提について、「人々の間に起こっていることは、認識し、調査し、理解することができるものであり、もしそれが好ましくないものであれば変えることができる」（p.14）と述べている。」[3)] と示されていた。

このことから、私は、人となりの成熟を目指すことが看護師経験の長さによるものではなく、「認識し、調査し、理解する」ことで看護の本質を追究する姿勢に繋がるのではないかと感じた。大学院で学ぶ時期として、「適齢期」はあるのかと自問しながら入学し学びを始めたが、このプレゼンテーションを通して看護理論とは別に看護師個人としての成長は、常に認識して取り組むことから始まるのだということを学んだ。

５．今後の課題

看護理論の学習とそのプレゼンテーション課題を進めるという経験を通して、今、自分の求めるものについて振り返る機会となった。看護理論は、数多く開発されているが、自分の追求する事柄について調べ、理解することを実践し続けることが重要であると考える。今後、研究をしていく中で関係する「看護理論」とのつながりを認識し、考える力をつけていくことが私の課題であると考える。

引用文献

１）筒井 真優美編集、(2020)：看護理論家の業績と理論評価、医学書院、118

２）同上１)、117

３）同上１)、120

参考文献

１）ライト州立大学看護理論検討グループ著、南　裕子、野嶋 佐由美訳、(1990)：看護理論集－看護過程に焦点を当てて、日本看護協会出版会

２）城ヶ端 初子編著、(2010)：看護理論からの出発、kumi出版

３）アニタ W.オトゥール、シェイラ R.ウエルト編、池田 明子・他訳（2017)：ペプロウ看護論看護実践における対人関係論、医学書院

４）城ヶ端 初子編著、(2018)：新訂版　実践に生かす看護理論19第２版、サイオ出版

7．パースイの理論をプレゼンテーションして

後藤　則子

私が人間生成理論、ローズマリー・リゾ・パースィを選んだ理由は、「看護の対象となるその人・家族らの尊厳を守り、その人たちの意向をどこまでも尊重して、その人たちの視点から、その人たちの望むQOLに関わろうとする基本的姿勢に揺るぎがないところに大きな魅力を感じている」と高橋が述べているように、対象の人たちの意向をどこまでも尊重するというパースィ理論の姿勢が、保健師の持つ視点であるエンパワメントなどに通じるものがあると感じたからである。高橋は、「パースィは自らの理論を「人間生成」と称して、個人・家族・地域のその人たちの見方に焦点を当てており、看護師だけでなく、ほかの保健医療職にある人たちと共有できる理論であるとしている」と述べている。地域を見ることや、他の職種と共有することは、保健師活動の原点でもあり、保健師として働いていたことがこの理論によって認めてもらえたような気分になったことも確かであった。

パースィの理論は1981年に最初の理論書が出版された。パースィがデュケイン大学で学んだ1960～1970年代は、米国では現象学が活発であった。パースィは、この現象学に大いに影響されたであろうと高橋も述べている。現象学がどんなものなのか私にとっては全く見当もつかないものなのであったため、このパースィの人間生成理論をプレゼンテーションする上で、非常に困難であったことを今でも覚えている。現象学がどのようなものであるか理解できないまま人間生成理論について読み進めていくうちに、実存的現象学とロジャーズの看護科学から導かれた人間生成理論の前提９つと、その前提を４つに統合された前提を目にすることになる。統合された４つの前提とは即ち、①人間生成とは、意味を構築し、状況とともに自由に選択することである。②人間生成とは、リズミカルな人間万物のパターンを形作ることである。③人間生成とは、明らかになる可能性をもって無限にともに超越することである。④人間生成とは、一体となった調和を共に創造している人間万物である、というものであった。またパースィは９つの前提と統合された４つの前提から、４つの根本原理を示した。一つ目が、無限性とは分けることもまとめることもできない無限の広がりを知ることであり、それは明らかなる今とともに記憶する－予想することがすべて同時に生じることである。二つ目が、逆説性とは、パターンの選択として示される複雑なリズムである。三つめが、自由性とは、文脈に解釈された解放である。四つ目が、神秘性とは、説明しがたいことであり、完全にははっきりと知りえないことである、というものであった。これらを目にしたときには、英語の翻訳ということも相まって、ますます理解することが難しいと感じていた。

しかし、高橋の解釈をみていくと、例えば根本原理の三つ目については、「その人がその人らしく生きるということは、限りない可能性をもって現実のさまざまな出来事を乗り越えられるという

ことである」という文を目にしたときに、病気に罹患している患者ではなく、病気とともに生きていくその人らしさを重視していることに強く共感した。前提と根本原理に基づいて、導き出された原理については、いったん共感してしまうと、自分の今までの考え方がこの原理に当てはまるのではないかという気持ちにさえなった。その原理とは、一つ目が、意味を構成することは、言語化したことをイメージし価値づけることである。二つ目が、リズミカルなパターンを形成することは、結合的－分離的であることを、明示的－隠蔽的に、また促進的－限定的にすることである。最後が可能性をもってともに超越することは、変容することに力を与え創成することである、としている。特に一つ目が言わんとしていることは、高齢者がよく自分史を書くことで、自分を振り返り、生きてきたことを意味づけることを思い出させた。日本人はその昔は寡黙なことが美とされていた時代もあったが、自分の言葉で語り意味づけることを、地域で住民自身のセルフケア能力を高めていく上では、とても重要なことであり、語る側も語ることで整理し、さらなる考えや思いにつなげることを何度も経験してきた私にとって、実感として理解できると思えた。

人間生成理論は抽象的であり、理解することが非常に困難ではあるが、自分自身の体験と結びつけることができたときに、この理論の偉大さを実感することができた。しかし、そのことをプレゼンテーションすることは、さらなる努力が必要であったことも事実である。感覚でわかるということと、言語を通じて相手に理解してもらうことは全くの別物であり、どのようにプレゼンテーションすれば、理解してもらえるかは最後まで苦労した。

自分自身が、自分の経験や考え方に似ていると思えたところから、理解が進んだことを鑑みて、皆に理解してもらうには、やはり実体験や事例を通じて説明することが適切ではないかと思われた。それでも説明しやすい事例を思いつくことができずに、時間だけが経ってしまい焦ったこともあった。しかし、私自身がパースィの考え方に共感したことは、高橋が述べている「実践という用語に変えて生きるとしている。すなわち、人間生成学のアートを生きることが実践であり、真に共に在ることを生きることである」ということばであり、真に共に在ることを生きることを実現するのは、その人とともにある専門職者であり、“意味を照らし出す”、“リズムを変える”、“超越を促進する”ことであると述べているように、ある事象を意味のあるストーリで説明することが理解につながるのではと考えた。つまり、起きた現象にたいして、どういう意味があるのか、なぜそうなったのかということを、本人とともに専門職が一緒に考えるていくということを、事例をとおして考えることが、パースィの言う“真に共にある”ことではないかと考えた。

私のプレゼンテーションが、本当に理解していただけたかどうかは正直自信がない。しかしこの体験をとおして、人に伝えることの難しさと同時に、伝えるには自分自身の中で具体的に理解していなければならないことを学んだ。今後もいろいろな機会でプレゼンテーションをすることがあると思うが、できるだけ具体的にすることと、その現象を意味づけることをこれからも努力していこうと思う。

最後にこのような貴重な機会を作っていただいた城ヶ端先生をはじめ、院の皆さんに感謝します。

引用文献

筒井真優美編，高橋照子他（2016）：看護理論家の業績路理論評価，392─403，医学書院、東京

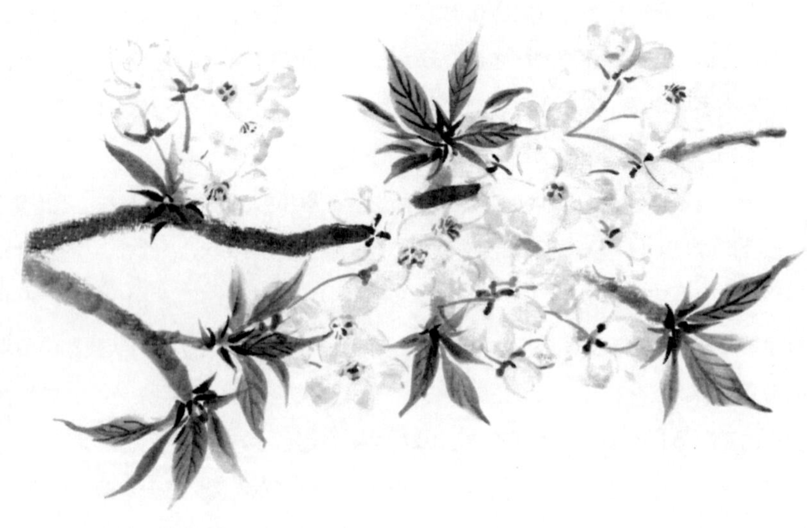

8．看護理論のプレゼンテーションを通して

中西　美陽

私は看護理論の講義の中で、マーサ·エリザベス·ロジャースの看護理論について、プレゼンテーションを行った。ロジャースの看護理論は、システム理論であり、人間の全体をとらえるものである。人間の全体をとらえることはとても難しいが、自分の看護に取り入れ、生かしていきたいと考え、システム理論のプレゼンテーションを通して理解することで、自身の看護に繋げることができるのではないかと思い、プレゼン発表にロジャースの看護理論を選択した。

ロジャースは、1914年にテキサス州で誕生し、1936年にノックスヴィル総合病院看護学校を卒業され、ミシガン州で地域公衆衛生看護とコネチカット州における訪問看護の指導や教育をされた。その後、大学教員として勤務し、1970年にロジャースの看護理論を出版した。ロジャースの看護に影響を与えた人物は、看護理論家の先駆者であるフローレンス・ナイチンゲールである。ナイチンゲールは、公衆衛生と看護の重要性を強調しながら多くの生命を救い、生涯を看護に捧げた。そして、もう一人は、相対性理論を唱えたアインシュタインである。相対性理論とは、同じ時間であってもその人の感覚や状況によって時間の過ぎるスピードは違うと説明した理論である。３つ目は、負のエントロピーである。エントロピーとは、自然界では秩序あるものは次第に無秩序なものへとなっていく。この無秩序さを「エントロピー」といい、この傾向を「エントロピーの増大の法則」という。生物はこの法則に反して自己の秩序を維持していくことから、「負のエントロピー」が人間の特徴である。外から様々なものを取り込み、また内から外へはきだす、外に向かって開かれたシステムでる。人間は、負のエントロピーを使いながら成長や老化といった変化を遂げるものである。この３つの影響を受け、ロジャースの看護理論はできた。ロジャースは、看護とは技術であると同時に科学であることを強調した。その目的は「統合された人間が環境と絶え間ない相互作用を通じて発達する性質と方向性を研究することである」[1)]と言っている。人間は独自の統合性を有し、部分の総和以上のその総和とは異なる特性を示す統一体である。また、ロジャースは、外から様々なものを取り込みながらも自分を維持しつつ、成長・発達し老化し死ぬ人間の人生を「ホメオダイナミックス」とは名付けた。ホメオスタシスは､生物の生理的な恒常性維持の仕組みのことである。また、サイバネティクスはズレが生じるとそれを打ち消そうとし、自らの恒常性を維持することである。人間はこの両方を持っている存在である。しかし、人間は恒常性を維持しても死んでしまうため、ホメオスタシスにもサイバネティクスにも当てはまらない。ロジャースの看護における概念モデルの基盤は、人間は、独自の統合性を有し、部分の総和以上の、その総和とは異なる特性を示す統合体である。また、人間と環境は絶えずお互いに物質やエネルギーを交換している。そして、生命過程は、時空連続体に沿って、後戻りすることなく、一定の方向に進む。人間を人間とたらし

めているのはパターンとオルガニゼーションであり、そこには、人間の革新的な全体が反映されている。人間を特徴づけているのは、抽象と表象、言語と思考、感覚と情緒といった能力である。この５つの仮説に基づき、ロジャースの看護理論は展開されていく。

ロジャースの看護理論はとても難しく、理解するのにとても時間がかかった。その上、プレゼン発表の経験が少なく、パワーポイントをどのように作成すれば分かりやすいのか、どれくらいのスピードで話すと聞きやすいのか、１スライドの内容量はどの程度が最適であるのかなど何も分からず、同僚や先輩からアドバイスをいただいた。試行錯誤を繰り返し、パワーポイントを作成し、発表に挑んだ。しかし、本番は極度の緊張で、早口になり伝わらなかった部分も多かったと感じた。発表を聞いてくださった方の評価も「緊張が伝わった」や「もう少しスライドの内容を詳しく」という意見があった。プレゼンテーションをする過程で、どのようにすれば伝わりやすいのか、理解してもらいやすいのかという点が一番苦労した点である。

プレゼンテーションを通して、何かを相手に伝えるということはとても難しく、自分自身がしっかりと内容を理解した上で、全く知らない人でも理解できるように事例等を用いて発表することで伝わりやすいと感じた。他の方の発表を聞いて、自分自身の話すスピードが速かったと実感した。また、１スライドに多くの内容を詰め込んでいることが多く、枚数制限がないのであれば、１スライドの内容をもう少し減らしスライド枚数を増やしてもよかったかもしれない。今回は、看護理論のプレゼンテーションであったため、事例を用いて発表することで、聞き手に伝わりやすいものになったところはよかった点である。

今後もプレゼンテーションを行う機会はあるため、今回の経験を活かし、より分かりやすく、伝わりやすいプレゼンテーションができるよう工夫をしていきたい。そして、何事にも事前準備をしっかりと行い、臨機応変な対応ができるようにしていきたい。緊張をできるだけ最小限にするために、自分自身の発表に自信が持てるくらいにまで内容を理解し、自分自身のものにする必要がある。そして、発表に臨むことで、自分の考えがしっかりと聞き手に伝えることができるのではないかと考える。プレゼンテーションを通して、ただ作成した原稿を読んでいるだけでは相手には伝わりづらく、その時の反応や聞き手の表情を見ながら行うことで、より分かりやすい発表になると感じた。そのため、発表時に周りを見ることができる余裕をもつ必要があると実感した。今回の経験を活かし、今後より良い発表ができるように日々勉強していきたい。

引用・参考文献

1）Martha Elizabeth Rogers著：ロジャースの看護論，医学書院，1979.9

2）城ヶ端初子：実践に生かす看護理論19，サイオ出版；新訂版，2018.11

3）城ヶ端初子：看護理論からの出発，久美出版，2010.3

第２章　私のプレゼンテーション体験を語る

１．看護理論のプレゼンテーションからの学び

水主　洋子

私が初めて経験した大きな場所でのプレゼンテーションは、修士論文の発表会でした。私は、発表会において聴衆からどのような質問や批判があるのかと考えただけで怖くなりました。そのため発表の順番が来たときに「質疑応答を無事に終えることができますように」と祈りながら演台に立ったことを思い出します。

当時、私は助産師として３交代の勤務をしながら大学院を２年間で修了することを目標に必死の思いで修士論文を書き上げました。修士論文の発表会ではプレゼンテーションの時間は何とかやり過ごせばよいと考えていたため、今思うと非常に惜しいことをしたと悔やんでいます。プレゼンテーションとは何かを理解できていればもっと有効な時間を過ごすことができたのではないかと考えています。

そこで、当時私が行ったプレゼンテーションを振り返り、改善点を考えていきます。

失敗その１：情報過多

スライドを作成する際、あれもこれもとたくさん情報を入れて全部書きこめたと自己満足をした。

＜改善に向けての工夫＞

多くの情報は聴き手に話を聴く余裕を与えません。そのため、見出しと本文が一貫しているかを確認するとともに、シンプルな一文を心がけることが大切であったとも思います。図や表をスライドに入れるときには、１枚のスライドには１つの図もしくは表にするなどの工夫が必要だと思います。マイクロソフト社の研究で人の集中力が持続できるのは８秒という研究結果があります。聴き手が８秒程度で読み切れる量の文字数や図や表を心がけると聴き手の理解につながるのではないかと考えます。聴き手の年齢や職業によって理解の仕方に違いがあるため、どのように伝えていくかは工夫が必要です。ストーリーをしっかり描き、聴き手にもそのストーリーが伝わるようにスライドを提示することが必要でした。

失敗その２：自分のペースで話すのではなく、聴き手のペースで話す。

緊張すると原稿のどこを読んだか分からなくなってしまう程人前で話すことが苦手であり、早口で原稿を読んでしまった。

<改善に向けての工夫>

人は新しいことを聴いて理解するまで時間を要します。そのため聴き手が自分の説明でより理解を深めることができているかを確認する必要がありました。私のように緊張して原稿のどこを読んでいるのか分からなくなってしまうようでは、聴き手も聴きづらかったと思います。発表前には繰り返し練習を行い、自信を持って発表できるように準備するとともに、録音・録画で発表を確認することも大切です。また、発表を制限時間内に終えることは重要なことです。自分に与えられた時間の中で聴き手にしっかりと伝えることができるかは、綿密な準備が必要です。スライドと発表原稿は自分の発表を聴き手により理解してもらうためのツールであるため、準備が欠かせません。発表は聴き手の貴重な時間をいただき、自分の考えや思いを聴いていただける機会であるため聴き手に誠意が伝わるような発表であるべきだと考えます。私がそうであったように、原稿を読むことだけに集中するのではなく、聴き手に視線を送ることや、表情をつけ加えればより良いプレゼンテーションになったと思います。さらに、声のトーンや大きさ、間の取り方も効果的に使用すれば、聴き手を自分の話に引き込みやすくなるかもしれません。

失敗その3：質問を恐れすぎる。

質疑応答が大の苦手であり、「質問されたらどう答えよう」「どうか質問されませんように」と質問されることを恐怖に感じている。

<改善に向けての工夫>

質問をされるということは、他の聴き手も抱いた疑問かもしれません。そのため、まずは「ご質問ありがとうございます」と感謝を述べることが大切です。発表の意図や目的と関連させ詳しく述べることができる機会を与えていただけたと思えることが大事です。そして、質問内容が「発表内容を確認する質問」「詳しい説明を求めている質問」「発表が適切なのかを問う質問」など質問されている内容を理解してから返答をします。質問内容が分からない時には、質問者に質問内容を確認し、丁寧に返答をするようにします。質問をされることを恐れるのではなく、むしろ質問をされることを歓迎し、質問者に感謝したいです。

これら以外にも失敗は沢山ありますが、プレゼンテーションを経験する度に聴き手に伝えることの難しさと面白さ、楽しさを知ることができています。現在、私は看護教員として6年目に入りましたが、プレゼンテーションは難しく、プレゼンテーションに慣れたとは到底言えません。近日中に学生の卒業研究発表会が行われます。担当した学生が一生懸命作り上げた卒業研究を、多くの方に聴いていただき、学生の考えを知っていただけるように学生とともにプレゼンテーションを成功させるべく準備を着実に行っていこうと考えています。

２．私が思う効果的なプレゼンテーションとは
～看護理論のプレゼンテーションを通して感じたこと～

大内　正千恵

今回、看護理論のプレゼンテーションを実践して、私自身が感じたことを述べたい。

プレゼンテーションを行う上で、私が大事にしている事は、「①できるだけ相手にわかりやすいように伝える。②イメージ図を必ず入れる。③結果、相手がどの様に理解しているか、理解できているかを発表しながら確認する事」である。ネットで検索すると、『プレゼンテーションとは、「表現・掲示・紹介」の意味を持っています。プレゼンテーションの最も重要なことは、聞き手がプレゼンテーションの内容を理解できることと、聞き手がプレゼンテーションの内容に納得できることである。プレゼンテーションは、聞き手が内容の理解をし、納得し、行動を起こさせることが目的とされている。』と記載されていた。

私が行った実際のプレゼンテーションでは、私自身がイメージしていたものとは全く違い、反省する点が多かった。言い換えれば、思ったようにできなかったのが現状である。この時に、改めて「プレゼンテーションに大事なものは何か」と考えさせられた。それを『私の失敗談』として述べていきたい。

１．伝えたい内容は一旦文章に

「理論を紹介する」という課題で、書籍を参考にしながら、スライド作成をしていた。スライドを作成する際に、闇雲にスライドを作成してしまった事が、私の１つ目の失敗である。闇雲に作成したため、視点が明確になっておらず、全ての事を伝えなければならないという思いが強かった。そのため、細かくなり過ぎて本当に伝えたいことがぼやけてしまい、迷走してしまったのである。早い時期に気付けば、修正も少しで済み、伝えたいところを重点的に作成することができたのではないかと考える。しかし、「時すでに遅し」の状態で、スライド作成も終盤に差し掛かっていた。

自分が意図することを計画的に作成するという事は、何が必要なのか、何が不要なのかを吟味することができる。まずは、筆者が何を伝えたいのかを、自身で掘り下げ、理解することが重要である。そのため、ここで重要になってくるのは、シナリオを作成する事である。シナリオ作成には、注意点が２つある。１つ目は、全体的を捉えた大雑把なシナリオである。自分が何を話したいのか、Pointのみを列挙する事である。書籍に書かれている内容の全体を俯瞰的に捉え、自分が一番大切に思う部分を腑に落とすことが必要である。２つ目は、詳細なシナリオである。１つ目に作成したPointをどのように膨らましていくのかを考える事である。一番大事であると考えた部分を、どのように表現するかが決め手である。

そのためには、手間がかかるかも知れないが、私は文章に起こすことが大事なのではないかと考える。この一作業を行うことで、自分自身が何を伝えたいのかを認識し、伝えたい事がまとまり、上手く伝える事ができるのではないかと考える。これは、プレゼンテーションを実施するためには、最重要項目である。

2．こだわりは程々に

次に、スライド作成であるが、前述の項で説明したシナリオに沿った、スライドを作成することが有効であると考える。私自身、スライド作成は嫌いではない。それが良いのか悪いのか、図やイラストなどを工夫し作成するため、手間と時間がかかり、なかなか前に進まないのが現状である。

まず、スライド作成の注意点として、「1枚のスライドには1つのトピックを絞り記載する。それについての説明は、1分以内に簡潔に話す」や「スライドは『読む』というより『見る』資料である」「スライドは発表の視覚的な補助」など書物によっては、いろいろ記載されている。どれも正解で不正解ではない。自分がこの方法と思う方法を、実践すれば良いのではないかと考える。ただ、スライド1枚の情報量が多すぎると、「あれも」「これも」となり、発表時の迷いの原因となる。また、スライドの情報量が多過ぎ端的にまとまっていないものは、視聴者は理解しにくいと考える。まずは、視聴者が見やすい、理解しやすいスライドを作成する事が重要である。

次に、プレゼンテーションの内容によって、スライド内容を変化させる必要がある。文字をイラストや図、表・グラフで表現することで分かり易くなる内容と、文字のまま表現することで分かり易い内容がある。自分が実施しようとしているプレゼンテーションは、どちらが適しているのかを考える必要がある。

私が実際に作成したスライドは、図やイラストが多く、枚数が増大になり、1枚に1トピックスがぼやけてしまい、最後までたどり着けなかった記憶が鮮明に残っている。これが2つ目の失敗である。

3．時間配分は入念に

最終的に、プレゼンテーションは、時間通りに発表できてこそ完結するのである。スライドを見て自分の言葉で発表する事は、高等な技である。時間通りに終えることは、経験を重ねる事で身に付く技術である。経験が少ない私は、それをやってしまった。緊張感やまとまりが付かず、タイムオーバーとなり、そこで時間は重要であると感じたのである。2．の項でも述べたように、「1枚のスライドには1つのトピックを絞り記載する。それについての説明は、1分以内に簡潔に話す」ことが通常とされている。私もこのセオリーは重要であると思い実践している。

しかし、私がよくやってしまう事は、話さなくても良いエピソードを話したり、その場その場で思いついた内容を話してしまったり、話している時に時間を気にしなかったりなど、時間超過になる原因をいくつも実践しているのである。その度に、「あーあ、また時間通りにできなかった・・」と反省するのである。これが３つ目の失敗である。

「プレゼンテーションに大事なものは何か」を３つの失敗談からPointを述べてきた。文章にまとめ、Pointを絞る。シナリオに沿ったスライドをする。時間通りに終わって完結する。などであるが、これらはごく当たり前のことで、誰もが実践している事である。

最後に、一番大事なことは、視聴者が分かりやすいプレゼンテーションを実践することが重要であり、自己満足に終わってはいけない事である。

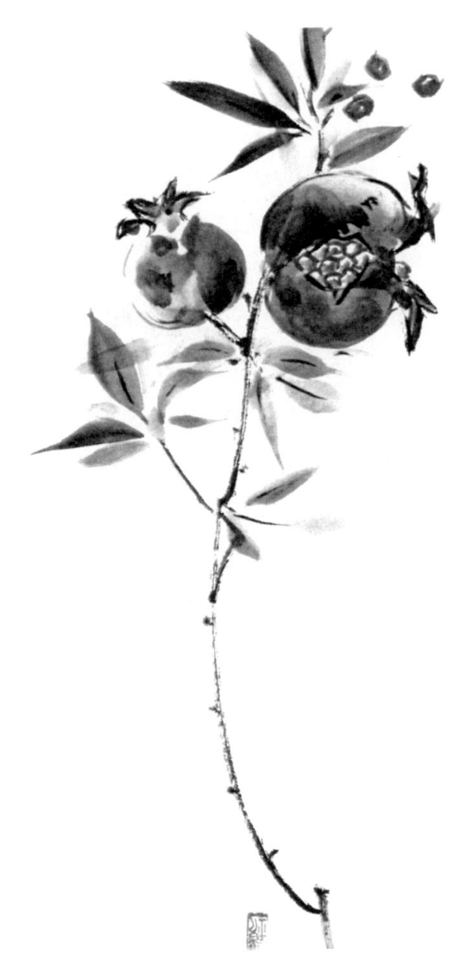

3．プレゼンテーションと私

片山　初美

プレゼンテーション（Presentation）って何？

プレゼンテーションとは、「会議などで、計画・企画・意見などを提示・発表すること（広辞苑）」であり、通常は省略して、“プレゼン”と言うことが多い。（以下省略してプレゼンと記載する）プレゼンは、会議・講義・講演・学会などで、自分の考えを相手に理解してもらえるような形で表現することで、プレゼンを行う対象も人数も時間も方法も様々である。私自身、大成功のプレゼンは経験したことはなく、まだまだ試行錯誤の段階ではあるが、私の体験したプレゼンを振り返ってみたい。

私自身のプレゼンテーション経験について

私が初めてパワーポイントを使ってプレゼンを行ったのは15年位前だろうか。この時は、まず何を着て行こうかと、（他の人は気にしていないのかもしれないが）服装を一番に考えてしまった。服装より話す内容が大事なことには後で気が付いたが。

元々人前に立つことは嫌いではなかったが、自分が話したいことを好き勝手に話しても伝わらない。相手に伝えるためには、十分な準備が必要である。20分間のプレゼンを行うために、「どう話そうか」「どう表現しようか」頭の中にある考えを形に表現し、とりあえず納得できるまで作って（この時初めてパワーポイントを使用したので、まさしく試行錯誤であった）、作ってはやり直しを繰り返すこと１ヶ月。毎日毎日見直し、やっと形になる。この作業は大変だが楽しいと、その時思ったと記憶している。スライドを作る時間は多少短くなったが、15年経った今でもかなり時間はかかってしまう。不器用なのか要領が悪いのか、しかしこの作業は嫌いではない。

プレゼンの当日は、話しながら聴いてくれている人の顔を見る。頷いてくれていると、伝わったのかなと、少し嬉しくなる。寝ていたり、スマホを触っている人がいると悲しくなる。（私自身も食後に講義を聴いていると寝てしまうし、自分が興味のない話だとスマホを触ったりするのに、自分のことは棚に上げている。）

終わったあとは、「もっとこうすれば良かった」と殆どが反省。反省することが一番多いのは、質問に対する受け答えである。自分が伝えたいことはスライドに盛り込むことができるが、ふと思いもよらない質問があると上手く答えられない。冷静になって後で考えると、「こう答えるほうが良かった」と、いつも思ってしまう。質問を想定していなかった私の準備不足である。しかし、質問のないプレゼンは、興味のない内容だったのか、上手く伝えられなかったのかと思ってしまうので、どんな質問でもあると嬉しいものである。（ただ、私自身も質問をしたくてもなかなか勇気が

なくて出来ないことが殆どである。自分のことは棚に上げて、相手にだけ質問してほしいと、求めているのは申し訳ないが）

プレゼンはパワーポイントを作ることだけではない。相手に伝えるためには、話す力も必要になる。話す内容によって、場所によって、相手によって変えなければならない。資料に使うパワーポイントも背景の色を変えたり、文字の大きさや字体を工夫したり、アニメーションを使用したり、TPOに合わせることが重要である。

私が好きなプレゼンは、学会発表である。自分の行った成果を発表できる場所である。認定看護師になってから、「毎年成果を発表しよう」と決めていた。適度な緊張感と、質問が幾つかあった時には興味のあった内容であったかと少し自己満足。以前、糖尿病の看護学会で、運悪く台風と重なり新幹線や飛行機の計画運休が予定されていたことがあった。帰れなくなると困るからと、殆どの人が帰ってしまった。私は午後遅い時間の発表であったが、かなり広い会場に、友人を含め10数名程度しか聴講者がなく、寂しい思いをしたことがあった。聴いてくれる人がいるから発表するのであって、やはり多くの人に聴いて欲しいといつも思う。そのためには、興味のある内容でないといけないが。

学会発表では失敗したくない（勿論、どの発表もそうであるが）ため、必ず原稿を作成し、原稿を読むというスタイルを貫いている。数年前にある医師から、「原稿を読んでいては伝わらない。原稿なしで発表する練習をするとよい」と指摘されたことがあった。何度も人前で話しをさせて頂く機会があっても、緊張で頭の中が真っ白になってしまって話せなくなるという経験だけは絶対したくない。これは、聴いて頂いている人にも失礼である。そのため、学会発表だけは原稿を片手に、読む練習を何度も繰り返し、時間丁度に話を終えられるよう（原稿を読み終えるよう）に練習をしている。その先生はもう退職されたが、せっかく頂いたアドバイスには、今もなお従っていない。

以前、とても緊張したプレゼンがあった。300人くらい会場におられたのだろうか。学会発表以外は、聴いてくれている人の顔を見ながら話しをするのだが、この時は、会場が暗く、スポットライトが当たり、誰の顔も見えなかった。何度も話す練習をしていたので無事に終了することができたが、このような会場は苦手で、できればもう経験したくないと思う。プレゼンは、相手の反応からみられる距離でやりたいものである。

プレゼンテーションの上手な３人の先生

私の病院にプレゼンのとても上手い先生がいる。聴衆を引き付けるプレゼンは、スライドの出来栄えよりもプレゼンをしている人の話し方にもあるようだ、とその先生のプレゼンを聴いていて思う。スライド作りが上手い訳ではない。普通のスライドで、カラフルでもない。小さな文字がなく、見やすい点は良いが、繰り返すがごく普通のスライドである。それにも関わらず、とにかく聴衆を巻き込み、退屈させない。そのような先生は御多分に漏れず、参加者にマイクを向けてくれる。聴いている方も､「何か聞かれたら、こう答えよう」と心の中で準備をして待っているのは、私だけではないだろう。そのような思いにさせるのは、やはりプレゼン能力の高さなのだろう。声の大きさ、ハリ、トーン、相手を真っすぐに見て話しかける、天性の才能かもしれないと思う。

もう一人､パワーポイントを作るのがとても上手い先生がいる。パソコンやカメラも好きらしく、ポスター作りも上手い。話は引き込まれるという訳ではないが、スライドに引き付けられる。こちらの先生も、マネはしたいが難しい。やはり天性の才能かもしれない。

そして忘れてはならないのは城ヶ端先生だ。あえて名前を出させていただいたが、いつ聴いても話が上手い。引き込まれる。情景が目に浮かぶ。穏やかで優しい口調が心地よい。城ヶ端先生は、スライドがなくても話だけで引き込まれる。

プレゼンが上手な人には、やはり知識と才能、経験があるのだと思う。

才能のない私は、やはり何度も経験を積み、失敗を糧にして、失敗から学ぶしかないのだろう。

パワーポイント作りで大切だと思うこと

先日、学会発表の予行演習をリモートで行った。予行演習が終わってから、ある医師が来て、私のスライドを「ちょっと直すよ」と言って、字体や文字の大きさ、背景を勝手に変更してくれた。内容は全く変えてはいないが、確かに見やすくなった。パワーポイントを作る時には、自分の癖が出てしまい、いつも同じようなフォント、図形を使用してしまう。上手い人のマネをしたいと思っても、最終的にはいつも同じ形になってしまっている。これもまた反省である。少し冒険してみてもいいのかなと思う。

私は認定看護師として、人前で話をさせていただく機会を与えていただけて幸せだと思う。自分の思いをみんなに伝える機会は､誰にでもある訳ではない。せっかくの機会を無駄にすることなく、今後も自己研鑽の場としても活用していきたい。

執 筆 者 一 覧

編集者

城ケ端　初子　聖泉大学大学院看護学研究科　教授　博士（医学）

執筆者一覧（五十音順）

漆野　裕子　聖泉大学看護学部講師　修士（看護学）

大内　正千恵　市立野洲病院　医療安全管理室課長　医療安全管理者　修士（看護学）

奥田　のり美　京都看護大学　専任講師　修士（看護学）

桶河　華代　宝塚大学看護学部　准教授　修士（看護学）

片山　初美　近江八幡市立総合医療センター認定看護師（糖尿病看護）　修士（看護学）

岸本　沙希　聖泉大学看護学部　助教　修士（看護学）

後藤　直樹　聖泉大学看護学部　助教　修士（看護学）

小森　久美子　市立野洲病院　看護部長　修士（看護学）

斉藤　京子　滋賀県済生会訪問看護ステーション、サテライト青山、修士（看護学）、認定看護師（在宅看護）

城ケ端　初子　前掲

水主　洋子　長野県看護大学　助教　修士（看護学）

高島　留美　聖泉大学看護学部　講師　修士（看護学）

田村　聡美　近江八幡市立総合医療センター　看護長　修士（看護学）

近野　由美　近江八幡市立総合医療センター　看護師　修士（看護学）

寺澤　律子　滋賀県立総合病院　副看護師長　修士（看護学）

中川　加奈子　済生会滋賀県病院　看護師　修士（看護学）

平木　聡美　洛和会音羽病院　副看護部長　修士（看護学）

中西　美陽　㈱アスピラシオン　多世代型通所事業所　修士（看護学）

松永　雄至　修士（看護学）

山口　昌子　滋賀県立看護専門学校　専任教員　修士（看護学）

吉永　典子　近江八幡市立総合医療センター　副看護部長（教育担当）、認定看護師（看護管理）総務課　総合企画グループ参与　修士（看護学）

編集後記

最近、看護職にとってプレゼンする機会が増えている。しかし、プレゼンが苦手とする者にとっては、どのように対応するかは重大な問題となる。

人前に立つと緊張感から赤面し、話すことが苦手であった私は、15歳で准看護師学校に入学し、恩師や仲間との交流の中で、この苦難から抜け出すことができたのであった。私にとってとてもうれしいことであった。それからは、病院の院内教育や看護学会などの場で多くの人前で、プレゼンできるようになっていった。その後、短大や大学で仕事することになり、授業の中にプレゼンの方法を取り入れ実践してきたが、まだ手探り的な段階で、自信がもてるものではなかった。どうすれば学生達によいプレゼンの体験をさせることができるのかが、自分にとって大きな課題となった。

帰国後は本大学院（修士課程）で米国の体験とも含めて授業することになった。さまざまに試行錯誤しながら、効果的なプレゼンを求めてきた。それでも課題は多く残されているが、今回一区切りとして、学生達のプレゼンやプレゼンに参加しての感想などをまとめたものを出版することができた。これからはここを出発点として、有用なプレゼンの活用を学生に勧めて頂きたいと考えている。

また、本誌の各所に友人の丸山鏡子さんの書かれた絵をあしらってある。ご協力を頂いたことに紙面を借りてお礼申しあげます。

令和 5 年 3 月

城ケ端　初子

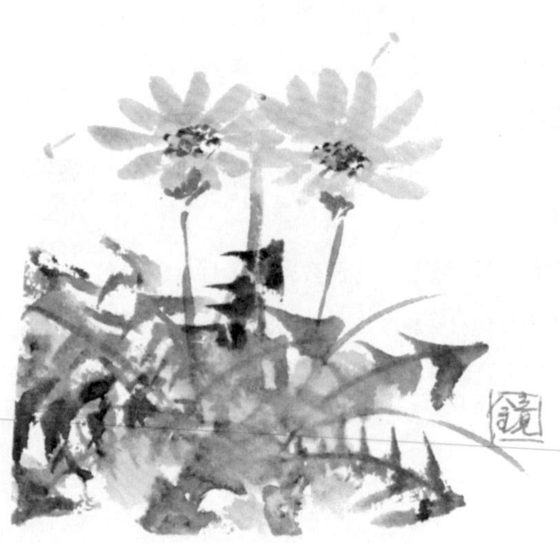

看護理論のプレゼンテーションの基礎と実際

2023年3月31日　　初版 1 刷　発行

編著者　　城ケ端　初子
発　行　　看護理論研究会
〒521-1123　　滋賀県彦根市肥田町720番地
電話 0749-47-8400
発　売　　サンライズ出版
〒522-0004　滋賀県彦根市鳥居本町655-1
電話 0749-22-0627　FAX 0749-23-7720
印　刷　　OMラボ

ISBN978-4-88325-796-6　定価はカバーに表示しています